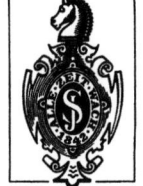

A. Böhle · D. Jocham (Hrsg.)

BCG-Therapie des oberflächlichen Harnblasenkarzinoms

Bestandsaufnahme aus Klinik und Praxis

Mit 14 Abbildungen und 10 Tabellen

Springer-Verlag
Berlin Heidelberg New York London Paris Tokyo
Hong Kong Barcelona Budapest

Dr. med. Andreas Böhle
Prof. Dr. med. Dieter Jocham
Klinik für Urologie
Medizinische Universität zu Lübeck
Ratzeburger Allee 160
D-23538 Lübeck

ISBN-13: 978-3-642-78844-4 e-ISBN-13: 978-3-642-78843-7
DOI: 10.1007/978-3-642-78843-7

Die Deutsche Bibliothek – CIP-Einheitsaufnahme
BCG-Therapie des oberflächlichen Harnblasenkarzinoms :
Bestandsaufnahme aus Klinik und Praxis ; mit 10 Tabellen /
A. Böhle ; D. Jocham (Hrsg.). –
Berlin ; Heidelberg ; New York ; London ; Paris ; Tokyo ;
Hong Kong ; Barcelona ; Budapest : Springer, 1994

NE: Böhle, Andreas [Hrsg.]

Dieses Werk ist urheberrechtlich geschützt. Die dadurch begründeten Rechte, insbesondere die der Übersetzung, des Nachdrucks, des Vortrags, der Entnahme von Abbildungen und Tabellen, der Funksendung, der Mikroverfilmung oder der Vervielfältigung auf anderen Wegen und der Speicherung in Datenverarbeitungsanlagen, bleiben, auch bei nur auszugsweiser Verwertung, vorbehalten. Eine Vervielfältigung dieses Werkes oder von Teilen dieses Werkes ist auch im Einzelfall nur in den Grenzen der gesetzlichen Bestimmungen des Urheberrechtsgesetzes der Bundesrepublik Deutschland vom 9. September 1965 in der jeweils geltenden Fassung zulässig. Sie ist grundsätzlich vergütungspflichtig. Zuwiderhandlungen unterliegen den Strafbestimmungen des Urheberrechtsgesetzes.

© Springer-Verlag Berlin Heidelberg 1994
Softcover reprint of the hardcover 1st edition 1994

Die Wiedergabe von Gebrauchsnamen, Handelsnamen, Warenbezeichnungen usw. in diesem Werk berechtigt auch ohne besondere Kennzeichnungen nicht zu der Annahme, daß solche Namen im Sinne der Warenzeichen- und Markenschutz-Gesetzgebung als frei zu betrachten wären und daher von jedermann benutzt werden dürften.
Produkthaftung: Für Angaben über Dosierungsanweisungen und Applikationsformen kann vom Verlag keine Gewähr übernommen werden. Derartige Angaben müssen vom jeweiligen Anwender im Einzelfall anhand anderer Literaturstellen auf ihre Richtigkeit überprüft werden.

Satz: FotoSatz Pfeifer GmbH, Gräfelfing/München
21-3130-543210 – Gedruckt auf säurefreiem Papier

Mitarbeiterverzeichnis

Ackermann, D. K. 53
Bock, P. R. 1
Böhle, A. 63
Bono, A. 29
Carpentier, P. 29
de Boer, E. C. 77
de Pauw, M. 29
de Reijke, T. M. 77
Hall, R. 29
Höltl, W. 29
Jakse, G. 29

Kälble, T. 39
Kurth, K. H. 77
Lamm, D. L. 12
Merz, V. W. 53
Schamhart, D. H. J. 77
Staehler, G. 39
Studer, U. E. 53
Sylvester, R. 29
Thalmann, G. 53
Vos, P. C. N. 77

Vorwort

Der vorliegende Band stellt die Zusammenfassung eines Symposiums zur intravesikalen BCG-Therapie des oberflächlichen Harnblasenkarzinoms dar, welches mit freundlicher Unterstützung von Institut Mérieux GmbH, Leimen, in Heidelberg stattfand. Ziel dieser Veranstaltung war die aktuelle Standortbestimmung der intravesikalen BCG-Immuntherapie aus Gesichtspunkten der Praxis, Klinik und Forschung. Um den vielfältigen Aspekten der BCG-Therapie Rechnung zu tragen, werden die Beiträge in erweiterter Form publiziert. Weiterhin wird die sich jedem Beitrag anschließende Diskussion weitgehend ungekürzt und unter Angabe der zitierten Literaturstellen wiedergegeben. Auch die ausführliche offene Diskussion mit dem Auditorium, in der sowohl wissenschaftliche Aspekte als auch wichtige Themen aus der Praxis behandelt werden, sind in den Band aufgenommen worden. Um einen Einstieg in die Thematik zu erhalten und um deutlich zu machen, daß die BCG-Therapie auf langjährigen Vorarbeiten beruht, wird ein Überblick über die Geschichte der BCG-Immuntherapie beim Menschen vorangestellt.

Der vorliegende Band stellt das erste deutschsprachige Werk zu dieser Therapieform dar, welches die unterschiedlichen Aspekte aus Klinik, Praxis und Forschung im Überblick behandelt. Das Buch soll wichtige, im täglichen Einsatz auftretende Fragen beantworten und Interesse beim Leser für den der Therapie zugrunde liegenden immunbiologischen Wirkmechanismus wecken.

Mit wachsender Erfahrung in der Anwendung der intravesikalen BCG-Therapie wird die Rate an Nebenwirkungen und Komplikationen geringer. Dieses Buch soll dazu beitragen, Informationslücken des Arztes aufzufüllen und das vorhandene Wissen zu aktualisieren.

D. Jocham *A. Böhle*

Inhaltsverzeichnis

BCG in der Immuntherapie von Tumoren – Eine kurze
historische Übersicht
P. R. Bock 1

Fortschritte in der Behandlung des oberflächlichen Harnblasenkarzinoms mit BCG-Immuntherapie – Ergebnisse kontrollierter
nordamerikanischer Studien
D. L. Lamm 12
Diskussion 25

Intravesikale BCG-Therapie des Carcinoma in situ der Harn-
blase: Vorläufige Ergebnisse
G. Jakse, R. Hall, A. Bono, W. Höltl, P. Carpentier,
M. De Pauw, R. Sylvester und Mitglieder der EORTC-
Gruppe 29
Diskussion 36

Rezidivprophylaxe mit BCG versus Interferon-α beim ober-
flächlichen Harnblasenkarzinom
T. Kälble und G. Staehler 39
Diskussion 50

Die BCG-Perfusion des oberen Harntraktes
V. W. Merz, G. Thalmann, D. K. Ackermann und
U. E. Studer 53
Diskussion 60

Neues zum Wirkmechanismus von BCG beim oberflächlichen
Harnblasenkarzinom
A. Böhle 63
Diskussion 75

Die Bedeutung der entzündlichen Reaktion bei der intra-
vesikalen BCG-Therapie
E. C. DE BOER, D. H. J. SCHAMHART, R.M. DE REIJKE,
P. C. N. VOS und K.H. KURTH 77
Diskussion 86

Fragen und Antworten: Allgemeine Diskussion mit dem
Auditorium 90
Literatur zu den Diskussionen 107
Sachverzeichnis 109

BCG in der Immuntherapie von Tumoren – Eine kurze historische Übersicht

P. R. Bock[1]

Bereits Ende des 19. Jahrhunderts wurde beschrieben, daß akute Infektionen oder die Verabreichung von bakteriellen Toxinen manchmal zur Rückbildung von malignen Tumoren führte. Bekannt geworden ist vor allem das „Coley's"-Toxin des amerikanischen Chirurgen W.E. Coley, der die Heilung eines rezidivierenden Lymphosarkoms nach Erysipelinfektion beobachtete und danach Bakterienextrakte in die adjuvante Karzinomtherapie eingeführt hat [1].

Um die Jahrhundertwende wurde beobachtet, daß floride Tuberkulose und maligne Tumoren nur äußerst selten gleichzeitig auftraten [2]. Bereits 1926 konnten Centanni u. Rezzesi am Modell des transplantierten Adenokarzinoms der Maus nachweisen, daß eine gleichzeitige Verabreichung der Tumorzellen mit lebendem Mycobacterium tuberculosis ein Tumorwachstum verhinderte. Auch eine Vorbehandlung mit den Erregern führte zu einer verzögerten Entwicklung des später inokulierten Tumors [3]. Wegen der ausgeprägten Humanpathogenität konnte jedoch Mycobacterium tuberculosis in die Tumortherapie nicht eingeführt werden.

Ein historischer Meilenstein für die Tumorimmuntherapie war daher die erfolgreiche Entwicklung des BCG-Impfstoffs (Bacillus Calmette-Guérin) durch Calmette und Guérin am Institut Pasteur. Nach einer Attenuierung des virulenten Stammes Mycobacterium bovis durch 231 sequentielle Passagen über 13 Jahre auf einem Nährmedium mit Rindergalle wurde 1920 das BCG als nicht mehr pathogener Keim gewonnen und als Impfstoff gegen Tuberkulose eingeführt [4]. Seit der ersten klinischen Anwendung als Impfstoff im Jahre 1921 wurden bis 1980 mehr als 500 Mio. Impfungen mit BCG vorwiegend bei neugebo-

---

[1] Institut Mérieux GmbH, Paul-Ehrlich-Str. 1, D-69181 Leimen.

renen Kindern vorgenommen [5] ohne nennenswerte Mortalität und mit einer nur geringfügigen Morbidität [6].

Die ersten Berichte über die therapeutische BCG-Anwendung bei Tumorpatienten stammen von Holmgren aus Stockholm [7]. Es hat noch fast weitere 40 Jahre nach der Entwicklung von BCG gedauert, bevor systematische experimentelle und klinische Untersuchungen mit BCG in der Tumortherapie begonnen haben.

Tierexperimentelle Ergebnisse

Old et al. [8] konnten in den USA eine Hemmung des Wachstums implantierter Sarkome, Karzinome und Aszitestumoren bei Mäusen nach Vorbehandlung mit BCG beobachten. Zur gleichen Zeit haben Biozzi et al. [9] und Halpern et al. [10] in Frankreich festgestellt, daß es nach einer BCG-Behandlung zu einer Verzögerung des Tumorwachstums bei transplantierter Leukämie der Maus kommt. Für die Weiterentwicklung der BCG-Anwendung in der Onkologie sind die systematischen Arbeiten von Zbar et al. [11–14] am National Cancer Institute, USA, von grundsätzlicher Bedeutung. Am Modell des Meerschweinchen-Hepatokarzinoms konnten Zbar et al. [11–14] feststellen, daß die gleichzeitige Verabreichung von Tumorzellen mit BCG zu einer signifikanten Hemmung des Tumorwachstums führt. Intraläsionale BCG-Injektionen führten zur Rückbildung bereits ausgebildeter Tumoren und auch der Lymphknotenmetastasen. Darüber hinaus hatten BCG-behandelte und tumorfrei gewordene Tiere eine Immunität gegen die Hepatokarzinome entwickelt, da eine erneute Verabreichung von Tumorzellen zu keinem Tumorwachstum mehr führte.

Aus ihren Untersuchungen haben Zbar et al. grundsätzliche Regeln für eine optimale Tumorimmuntherapie mit BCG aufgestellt:

1. Lokalisierte Tumoren sprechen auf die BCG-Immuntherapie besser an als generalisierte Tumoren.
2. Vor Beginn der Immuntherapie muß die Tumormasse möglichst klein sein.
3. Ein direkter, länger andauernder Kontakt zwischen den Tumorzellen und dem BCG sollte gewährleistet sein.
4. In den getesteten tierexperimentellen Modellen betrug die optimale wirksame Dosis vom Mycobacterium bovis bzw. BCG für

die lokale oder intratumorale Applikation 10^6-10^8 lebende Keime [11–14].

Ähnlich günstige Ergebnisse an Rattensarkomen berichteten Baldwin u. Pimm [15] und Bartlett et al. [16, 17] an spontanen und durch chemische Karzinogene induzierten Mäusetumoren. In zahlreichen weiteren Untersuchungen mit spontanen, viral oder chemisch induzierten Tumoren wurde eine tumorwachstumshemmende Wirkung der BCG-Behandlung an Mäusen, Ratten, Hamstern und Meerschweinchen beobachtet. Häufig führte bereits eine systemische BCG-Vorbehandlung (Prophylaxe) zur signifikanten Hemmung des Tumorwachstums [18–29].

Somit wurde BCG alleine oder in Kombination mit vorbehandelten Tumorzellen im Tierversuch an bereits entwickelten Leukämien, Lymphomen und Sarkomen erfolgreich angewendet [30–41]. In allen diesen Untersuchungen wurde übereinstimmend festgestellt, daß vor allem hochdosierte lebende BCG-Keime (10^6-10^8 CFU) für eine Antitumorwirksamkeit erforderlich waren, wobei nicht endgültig geklärt werden konnte, ob für die unterschiedlichen Ergebnisse die verschiedenen BCG-Stämme von Bedeutung waren [42, 43]. Sparks et al. [44] konnten nachweisen, daß eine intraläsionale BCG-Injektion vor einer operativen Entfernung des spontan entstandenen metastasierenden Adenokarzinoms der Mamma bei der Ratte nicht nur die mediane Überlebenszeit signifikant verlängerte, sondern daß eine bedeutende Anzahl der Tiere langfristig tumorfrei blieben. Die BCG-Therapie war also in der Lage, nach der erfolgten Primärtherapie des Tumors die okkulten minimalen Residualtumoren („minimal residual disease") zu eliminieren.

Klinische Ergebnisse

Holmgren et al. [45] therapierten Patienten mit malignen Tumoren mit Tuberkulin und/oder BCG und berichteten über einige deutliche Tumorremissionen. Villasor [46] sowie Kadziev et al. [47] sahen Erfolge der adjuvanten BCG-Immuntherapie bei Patienten mit Bronchialkarzinomen oder anderen fortgeschrittenen Malignomen.

Einen bedeutenden Stimulus für die BCG-Tumorimmuntherapie stellten die klinischen Untersuchungen von Mathé et al. in Frankreich mit der kombinierten Chemo-Immuntherapie mit BCG und Zytostatika bei akuter lymphatischer Leukämie in kontrollierten klinischen Prüfungen dar. Die anfänglich vielversprechenden Ergebnisse konnten allerdings in nachfolgenden Prüfungen in den USA und Europa nicht eindeutig bestätigt werden [48].

1970 beschrieben Morton et al. in den USA eine Rückbildung maligner Melanome der Haut nach intraläsionaler BCG-Injektion. In zahlreichen weiteren Untersuchungen konnten diese Ergebnisse mit verschiedenen BCG-Stämmen weitgehend bestätigt werden. In insgesamt 12 klinischen Studien bildeten sich nach intraläsionaler Injektion 72 von 125 (58%) Melanomknoten der Haut zurück verglichen mit einer spontanen Rückbildung von 15 von 110 (14%) [49-71]. Bei diesen klinischen Ergebnissen konnten die oben erwähnten Grundsätze von Zbar et al. eindrucksvoll bestätigt werden. Eine erfolgreiche BCG-Therapie des malignen Melanoms war nur bei nicht zu ausgedehnten Tumoren möglich. Die längsten Überlebenszeiten wurden bei Patienten mit Melanomen der Haut, des subkutanen Gewebes und der regionalen Lymphknoten festgestellt. Patienten mit Fernmetastasen sprachen auf die BCG-Therapie nicht an. Das positive Therapieergebnis war zudem vom Vorhandensein einer ausgeprägten Immunreaktion auf die BCG-Behandlung abhängig. Bei Patienten, welche tuberkulinpositiv geworden sind, bildeten sich bis zu 90% der Melanomläsionen nach der BCG-Behandlung zurück, wohingegen bei Patienten, bei welchen die Tuberkulinreaktion negativ blieb, kein Ansprechen auf die BCG-Therapie beobachtet wurde [72-74, 68].

In zahlreichen kasuistischen Berichten wurden klinische Erfolge bis zur völligen Tumorrückbildung bei Sarkomen und Hautmetastasen verschiedener Karzinome beschrieben, ohne jedoch eine Wirkung auf Fernmetastasen in anderen Organen nachweisen zu können. Da sich jedoch bei dieser hochmalignen Erkrankung keine Lebensverlängerung erzielen ließ, verlor BCG weitgehend den Status als Standardtherapie in der Dermatologie.

Eine ausführliche Übersicht der tierexperimentellen und klinischen Ergebnisse der BCG-Tumorimmuntherapie haben Bast et al. [75, 76] sowie Baldwin u. Pimm [77] veröffentlicht.

BCG beim Blasenkarzinom

Coe u. Feldmann [78] haben die Ausbildung einer Immunreaktion vom verzögerten Typ in der Harnblase bei immunisierten Meerschweinchen nachgewiesen. Am Modell des mit FANFT chemisch induzierten Blasenkarzinoms MBT 2 der Maus haben Lamm et al. [79] in randomisierten Studien eine eindeutige Antitumorwirkung von 10^5-10^7 lebenden BCG-Zellen, nicht jedoch von BCG-Zellmembranpräparationen oder Levamisol nachgewiesen. Zu ähnlichen Ergebnissen kamen auch Morales et al. [80], die mit intraperitonealer Applikation von BCG eine signifikante Hemmung des Tumorwachstums und eine Verlängerung des Überlebens der Tiere mit dem MTB 2-Blasenkarzinom beschrieben haben. Auch in dieser Studie hat sich lediglich die alleinige Therapie mit lebenden BCG-Keimen als wirksam erwiesen. Weder hitzeinaktiviertes BCG noch andere chemische Immunstimulatoren haben eine tumorhemmende Wirkung gezeigt. In Deutschland haben Adolphs et al. an FANFT-induzierten Blasenkarzinomen der Ratte eine ausgeprägte tumorhemmende Wirkung der BCG-Therapie mit oder ohne gleichzeitiger Verabreichung von Cyclophosphamid beschrieben [81–83].

Die Grundlage für die heute etablierte klinische BCG-Therapie des oberflächlichen Blasenkarzinoms wurde von Morales et al. erarbeitet [84]. In einer offenen Studie bei 9 Patienten mit rezidivierenden oberflächlichen Blasenkarzinomen in den Stadien Ta und T1 wurde BCG als Blaseninstillation mit 120 mg Feuchtgewicht in 50 ml physiologischer Kochsalzlösung 1mal wöchentlich 6 Wochen lang verabreicht. Parallel dazu erfolgte eine systemische Sensibilisierung mit wöchentlicher intradermaler Injektion von 5 mg BCG. Während vor der BCG-Therapie die 9 Patienten 22 Tumorrezidive entwickelten (Beobachtungszeit: 77 Patienten-Monate), konnte nach der BCG-Therapie bei den gleichen Patienten nur 1 Rezidiv festgestellt werden (Nachbeobachtungszeit: 41 Patienten-Monate). Beim Vorliegen von Fernmetastasen war jedoch die BCG-Therapie unwirksam. Bei weiteren 7 Patienten mit Carcinoma in situ der Blase assoziiert mit invasiven Papillartumoren konnten Morales et al. [85] nach dem gleichen Therapieschema eine Vollremission bei 5 von 7 Patienten mit einer medianen tumorfreien Zeit von 22 Monaten beobachten.

Diese ersten klinischen Ergebnisse wurden in den nachfolgenden 16 Jahren bei Tausenden von Patienten in nicht kontrollierten und kontrollierten randomisierten klinischen Studien in zahlreichen Ländern bestätigt und die BCG-Instillationstherapie bei oberflächlichen Blasenkarzinomen in den Stadien Tis, Ta und T1 aller Grade etabliert [86–88].

Aufgrund dieser Ergebnisse kann BCG als das bisher erfolgreichste Immuntherapeutikum maligner Tumoren bezeichnet werden.

Literatur

1. Coley Nauts H, Fowler GA, Bogatka F (1953) A review of the influence of bacterial infection and of bacterial products (Coley's toxins) on malignant tumors in man. Acta Med Scand 276: 5–14
2. Pearl R (1929) Cancer and tuberculosis. Am J Hypertens 9: 97–159
3. Centanni E, Rezzesi F (1926) Studio sperimentale sul' antagonismo fra tuberculosi e cancro. Riforma Med T42: 195–200
4. Guérin C (1957) The history of BCG. In: Rosenthal SR (Ed) BCG vaccination against tuberculosis. Little, Brown & Co., Boston, pp 48–53
5. Rosenthal SR (1980) BCG vaccine: tuberculosis-cancer. PSG Publ, Littleton, (Foreword)
6. Mande R (1968) BCG vaccination. Dawsons of Pall Mall, London
7. Homgren I (1935) La tuberculine et le BCG chez les cancéreux. Schweiz Med Wochenschr 65: 1203–1206
8. Old LJ, Clarke DA, Benacerraf B (1959) Effect of Bacillus Calmette-Guérin infection on transplanted tumors in the mouse. Nature 184: 291–292
9. Biozzi G, Stiffel C, Halpern BN, Mouton D (1959) Effet de l'inoculation du bacille de Calmette-Guérin sur le développement de la tumeur ascitique d'Ehrlich chez la souris. CR Seances Soc Biol Ses Fil 153: 987–989
10. Halpern, BN, Biozzi G, Stiffel C, Mouton D (1959) Effet de la stimulation du systéme réticuloendothélial par l'inoculation du bacille de Calmette-Guérin sur le développement de l'éphithélioma atypique T-8 de Guérin chez le rat. CR Seances Soc Biol Ses Fil 153: 919–923
11. Zbar B, Tanaka T (1971) Immunotherapy of cancer: regression of tumors after intralesional injection of living Mycobacterium bovis. Science 172: 271–273
12. Zbar B, Bernstein ID, Rapp HJ (1971) Suppression of tumor growth at the site of infection with living Bacillus Calmette-Guérin. J Natl Cancer Inst 46: 831–839
13. Zbar B, Rapp HJ, Ribi EE (1972) Tumor suppression by cell walls of Mycobacterium bovis attached to oil droplets. J Natl Cancer Inst 48: 831–835
14. Zbar B, Bernstein ID, Bartlett GL, Hanna MG Jr, Rapp HJ (1972) Immunotherapy of cancer: regression of intradermal tumors and prevention of growth of lymph node metastases after intralesional injection of living Mycobacterium bovis. J Natl Cancer Inst 49: 119

15. Baldwin RW, Pimm MV (1971) Influence of BCG infection on growth of 3-methyl-cholantrene-induced rat sarcomas. Rev Eur Etud Clin Biol 16: 875–881
16. Bartlett GL, Zbar B (1972) Tumor-specific vaccine containing Mycobacterium bovis and tumor cells: safety and efficacy. J Natl Cancer Inst 48: 1709–1726
17. Bartlett GL, Zbar B, Rapp HJ (1972) Suppression of murine tumor growth by immune reaction to the Bacillus Calmette-Guérin strain of Mycobacterium bovis. J Natl Cancer Inst 48: 245–257
18. Inooka S, Ebina T, Tekase Y, et al. (1962) Influence of BCG vaccination on Ehrlich ascites tumor in mice. Kekkaku 37: 503–505
19. Inooka SI (1965) Relation between tumor growth and host resistance. Sei Rep Res Inst Tohoku Univ (Med) 12: 240–266
20. Gillissen G, Nehring G (1969) Das Wachstum von soliden Ehrlich-Ascites-Tumoren bei Mäusen nach Immunisierung mit BCG. Beitr Klin Tuberk 139: 206–210
21. Lamensans A, Mollier MF, Laurent M (1968) Action du BCG sur l'activité catalasique hépatique chez la souris: relations avec le système réticuloendothélial et la résistance à la leucose greffée AKR. Rev Eur Etud Clin Biol 13: 871–876
22. Amiel JL (1967) Immunothérapie active non spécifique par le B.C.G. de la leucémie virale E male G2 chez des receveurs isogéniques. Rev Eur Etud Clin Biol 12: 912–914
23. Amiel JL, Bérardet M (1969) Essais de traitements de la leucémie E male G2 associant chimiothérapie et immunothérapies actives non spécifique. Rev Eur Etud Clin Biol 14: 685–688
24. Lemonde P, Clode M (1962) Effect of BCG infection on leukemia and polyoma in mice and hamsters. Proc Soc Exp Biol Med 111: 739–742
25. Lemonde P, Dubreuil R, Guindon A, et al. (1971) Stimulating influence of Bacillus Calmette-Guérin on immunity to polyoma tumors and spontaneous leukemia. J Natl Cancer Inst 47: 1013–1024
26. Finkelstein JZ, Tille KL, Imagawa DT (1972) Immunoprophylaxis and immunotherapy of leukaemia with B.C.G. Lancet 2: 875–876
27. Oth D, Burg C (1966) Action d'une inoculation de BCG à des hybrides F1 sur le phénomène de préférence syngénique, présentée par certaines tumeurs isoloques. C R Soc Biol 160: 1644–1646
28. Donner M, Oth D, Burg C (1967) Effet du BCG sur l'immunité induite par une tumeur isoloque dans sa souche d'origine et chez des hybrides F1. C R Soc Biol 161: 1661–1664
29. Schwartz E (1973) Effect of Mycobacterium bovis BCG-Praha on the growth of transplanted Daels' sarcoma in guinea-pigs. Neoplasma 20: 275–386
30. Mathé G, Pouillart P, Lapeyraque F (1969) Active immunotherapy of L 1210 leukaemia applied after the graft of tumour cells. Br J Cancer 23: 814–824
31. Mathé G, Pouillart P, Lapeyraque F (1971) Active immunotherapy of mouse RC 19 and E female K 1 leukaemias applied after the intravenous transplantation of the tumour cells. Experientia 27: 446–447

32. Baldwin RW, Pimm MV (1971) Influence of BCG infection on growth of 3-methyl-cholanthrene-induced rat sarcomas. Rev Eur Etud Clin Biol 16: 875–881
33. Baldwin RW, Pimm MV (1973) BCG immunotherapy of rat tumors of defined immunogenicity. Natl Cancer Inst Monogr 39: 11–17
34. Parr I (1972) Response of syngeneic murine lymphomata to immunotherapy in relation to the antigenicity of the tumour. Br J Cancer 26: 174–182
35. Baldwin RW, Pimm MV (1973) BCG immunotherapy of pulmonary growths from intravenously transferred rat tumour cells. Br J Cancer 27: 48–54
36. Baldwin RW, Pimm MV (1973) BCG immunotherapy of local subcutaneous growths and postsurgical pulmonary metastases of a transplanted rat epithelioma of spontaneous origin. Int J Cancer 12: 420–427
37. Simmons RL, Rios A (1971) Combined use of BCG and neuraminidase in experimental tumor immunotherapy. Surg Forum 22: 99–101
38. Simmons RL, Rios A (1971) Immunotherapy of cancer: immunospecific rejection of tumors in recipients of neuraminidase treated tumor cell plus BCG. Science 174: 591–593
39. Rios A, Simmons RL (1972) Comparative effect of Mycobacterium bovis- and neuraminidase-treated tumor cells on the growth of established methyl-cholanthrene fibrosarcomas in syngeneic mice. Cancer Res 32: 16–21
40. Simmons RL, Rios A (1972) Immunospecific regression of methylcholanthrene fibrosarcoma using neuraminidase. III. Synergistic effect of BCG and neuraminidase treated tumor cells. Ann Surg 176: 188–194
41. Simmons RL, Rios A (1973) Comparative and combined effect of BCG and neuramindase in experimental immunotherapy. Natl Cancer Inst Monogr 39: 57–65
42. Mathé G, Halle-Pannenko O, Bourut C (1973) BCG in cancer immunotherapy. II. Results obtained with various BCG preparations in a screening study for systemic adjuvants applicable to cancer immunoprophylaxis and immunotherapy. Natl Cancer Inst Monogr 39: 107–112
43. Sher NA, Pearson JW, Chaparas SD, et al. (1973) Effect of three strains of BCG against a murine leukemia after drug therapie. J Natl Cancer Inst 51: 2001–2003
44. Sparks FC, O'Connell TX, Lee Y-YN (1973) Adjuvant preoperative and postoperative immunochemotherapy for mammary adenocarcinoma in rats. Surg Forum 24: 118–121
45. Holmgren I (1935) La tuberculine et le BCG chez les cancéreux. Schweiz Med Wochenschr 65: 1203–1206
46. Villasor RP (1965) The clinical use of BCG vaccine in stimulating host resistance to cancer. II Immunochemotherapy in advanced cancer. J Phillip Med Assoc 41: 619–632
47. Kadziev S, Kavaklieva-Dimitrova S (1969) Application du BCG dans le cancer chez l'homme. J Folia Med Neerl 11: 8–14
48. Mathé G, Amiel J, Schwartzenberg L, et al. (1969) Active immunotherapy for acute lymphoblastic leukemia. Lancet 1: 697–699

49. Morton DL, Eilber FR, Malmgren RA, et al. (1970) Immunological factors which influence response to immunotherapy in malignant melanoma. Surg 68: 158–164
50. Morton DL, Eilber FR, Joseph WL, et al. (1970) Immunological factors in human sarcomas and melanomas: a rational basis for immunotherapy. Ann Surg 172: 740–749
51. Morton DL (1971) Immunological studies with human neoplasms. J Reticuloendothel Soc 10: 137–160
52. Morton DL, Holmes EC, Eilber FR, et al. (1971) Immunological aspects of neoplasia: a rational basis for immunotherapy. Ann Intern Med 74: 587–604
53. Morton DL (1972) Immunotherapy of human melanomas and sarcomas. Natl Cancer Inst Monogr 35: 375–378
54. Krementz ET, Samuels MS, Wallace JH, et al. (1971) Clinical experiences in immunotherapy of cancer. Surg Gynecol Obstet 133: 209–217
55. Nathanson L (1972) Regression of intradermal malignant melanoma after intralesional injection on Mycobacterium bovis strain BCG. Cancer Chemother Rev 56: 659–665
56. Nathanson L, Clark DA (1973) In vitro assay of cell mediated immunity in BCG therapy of malignant melanoma: a preliminary report. Natl Cancer Inst Monogr 39: 221–224
57. Levy NL, Mahaley MS Jr, Day ED (1972) Serum-mediated blocking of cell-mediated anti-tumor immunity in a melanoma patient: association with BCG immunotherapy and clinical deterioration. Int J Cancer 10: 244–248
58. Levy NL (1973) Letter to the editor. Int J Cancer 11: 497
59. Seigler HF, Shingleton WW, Metzgar RS, et al. (1972) Non-specific and specific immunotherapy in patients with melanoma. Surgery 72: 162–174
60. Pinsky C, Hirshaut Y, Oettgen H (1972) Treatment of malignant melanoma by intra-tumoral injection of BCG. Proc Am Assoc Cancer Res 13: 21
61. Pinsky C, Hirshaut Y, Oettgen H (1973) Treatment of malignant melanoma by intratumoral injection of BCG. Natl Cancer Inst Monogr 39: 225–228
62. Sulit H, Chee D, Mastrangelo M, et al. (1972) In vitro assays of cellular and humoral immunity during a clinical trial of immunotherapy in human melanoma. Proc Am Assoc Cancer Res 13: 74
63. Mastrangelo M, Bornstein RS, Sulit H, et al. (1972) Immunotherapy of malignant melanoma. Ann Intern Med 76: 877–878
64. Mastrangelo MJ, Kim YH, Bornstein RS, et al. (1973) Clinico-pathological correlation of BCG induced melanoma regression. Proc Am Assoc Cancer Res 14: 65
65. Bornstein RS, Mastrangelo MJ, Sulit H, et al. (1973) Immunotherapy of melanoma with intralesional BCG. Natl Cancer Inst Monogr 39: 213–220
66. Smith GV, Morse PA Jr, Deraps GD, et al. (1968) Immunotherapy of patients with cancer. Surgery 74: 59–68
67. Minton JP (1973) Mumps virus and BCG vaccine in metastatic melanoma. Arch Surg 106: 503–506
68. Baker MA, Taub RN (1973) BCG in malignant melanoma. Lancet 1: 1117–1118

69. Sparks FC, Siverstein MJ, Hunt JS, et al. (1973) Complications of BCG immunotherapy in patients with cancer. N Engl J Med 289: 827–830
70. Klein E, Holtermann OA, Papermaster B, et al. (1973) Immunologic approaches to various types of cancer with the use of BCG and purified protein derivatives. Natl Cancer Inst Monogr 39: 229–239
71. Klein E, Holtermann OA (1972) Immunotherapeutic approaches to the management of neoplasms. Natl Cancer Inst Monogr 35: 379–402
72. Morton DL, Eilber FR, Malmgren RA, et al. (1970) Immunological factors which influence response to immunotherapy in malignant melanoma. Surgery 68: 158–164
73. Nathanson L (1972) Regression of intradermal malignant melanoma after intralesional injection of Mycobacterium bovis strain BCG. Cancer Chemother Rev 56: 659–665
74. Smith GV, Morse PA Jr, Deraps GD, et al. (1973) Immunotherapy of patients with cancer. Surgery 74: 59–68
75. Bast RC Jr, Zbar B, Borsos T, Rapp HJ (1974) BCG and Cancer (first of two parts). N Engl J Med 290: 1413–1420
76. Bast RC Jr, Zbar B, Borsos T, Rapp HJ (1974) BCG and Cancer (second of two parts). N Engl J Med 290: 1458–1469
77. Baldwin RW, Pimm M (1978) BCG and Cancer. Adv Cancer Res 28: 91–147
78. Coe JE, Feldman JD (1966) Extracutaneous delayed hypersensitivity, particularly in the guinea pig bladder. Immunology 10: 127
79. Lamm DL, Reichert DF (1982) Immunotherapy of murine transitional cell carcinoma. J Urol 128: 1104–1108
80. Morales A, Ottenhof P, Emerson L (1981) Treatment of residual non-infiltrating bladder cancer with bacillus Calmette-Guérin. J Urol 125: 649
81. Adolphs HD, Thiele J, Kiel H, Steffens L (1978) Induction of transitional cell carcinoma of the urinary bladder in rats by feeding N-[4-(5-nitro-2-furyl)-2-thiazolyl)] formamide. Histological and ultrastructural findings. Urol Res 6: 19
82. Adolphs HD, Thiele J, Kiel H (1979) Effect of intralesional and systemic BCG-application or a combined cyclophosphamide/BCG treatment on experimental bladder cancer. Urol Res 7: 71
83. Adolphs HD, Thiele J, Kiel H (1981) Inhibition of Experimental Bladder Tumor Induction by Systemic BCG Treatment. Eur Urol 7: 35–38
84. Morales A, Eidinger D, Bruce AW (1976) Intracavitary Bacillus Calmette-Guérin in the treatment of superficial bladder tumors. J Urol 116: 18
85. Morales A (1980) Treatment of Carcinoma in situ of the Bladder with BCG. Cancer Immunol Immunother 9: 69–72
86. Lamm DL (1992) Carcinoma in situ. In: Lamm DL (Ed) The Urologic Clinics of North America. Superficial Bladder Cancer, Vol 19/3. Saunders, Philadelphia, pp 499–508
87. Lamm DL (1992) Long-term results of intravesical therapy for superficial bladder cancer. In: Lamm DL (Ed) The Urologic Clinics of North America. Superficial Bladder Cancer, Vol 19/3. Saunders, Philadelphia, pp 573–580

88. Böhle A, Jocham D (1992) Rezidivprophylaxe des oberflächlichen Urothelkarzinoms und Therapie des Carcinoma in situ der Harnblase mit Bacillus Calmette-Guérin (BCG): eine Übersicht. Zuckschwerdt, München

Fortschritte in der Behandlung des oberflächlichen Harnblasenkarzinoms mit BCG-Immuntherapie – Ergebnisse kontrollierter nordamerikanischer Studien*

D. L. LAMM[1]

In den Vereinigten Staaten ist während des vergangenen Jahrzehnts die Inzidenz von Blasenkarzinom um 36% angestiegen, während die Sterblichkeitsrate trotz dieses Anstiegs um 8% zurückging (Boring et al. 1993). Zu den signifikantesten Veränderungen bei der Behandlung des oberflächlichen Blasenkarzinoms zählt die in diesem Zeitraum eingeführte und immer öfter verwendete intravesikale BCG-Immuntherapie. Nach Morales Bericht über eine reduzierte Tumorhäufigkeit nach BCG-Therapie bestätigten wir als erste die Vorteile dieser Behandlungsmethode in einer kontrollierten klinischen Studie (Lamm et al. 1980). In zahlreichen weiteren kontrollierten Studien wurden seitdem sowohl die Wirksamkeit der intravesikalen BCG-Therapie bestätigt, als auch zusätzliche signifikante Verbesserungen der schon ursprünglich hocheffektiven Behandlungsmethode vorgenommen. Während des letzten Jahrzehnts war die Southwest Oncology Group (SWOG) besonders aktiv auf diesem Gebiet tätig und konnte 3 umfangreiche, kontrollierte Studien abschließen, die dazu beitrugen, die Rolle der BCG-Immuntherapie zu bestimmen und die Behandlungsergebnisse zu verbessern.

BCG-Immuntherapie versus alleinige chirurgische Behandlung

Zahlreiche kontrollierte Studien bestätigen, daß die BCG-Prophylaxe nach kompletter transurethraler Resektion oder Elektrokoagulation von oberflächlichem Tumor einen signifikanten Rückgang von Tumor-

---

* Übersetzung aus dem Engl. von Judith Carlen-Stief.
[1] Department of Urology, Health Sciences Center, West Virginia University, P.O. Box 9251, Morgantown, WV 26506, USA.

Fortschritte in der Behandlung des oberflächlichen Harnblasenkarzinoms 13

rezidiven und verlängerten rezidivfreien Intervallen im Vergleich zur chirurgischen Behandlung allein bewirkt (Herr et al. 1987). In unserer ersten Studie, die wir 1979 vorstellten, wurde bei lediglich 37 randomisierten Patienten das Tumorrezidiv durch die intravesikale und perkutane BCG-Therapie von 42 % bei Patienten mit transurethraler Resektion (TUR) auf 17 % bei Patienten mit zusätzlicher BCG-Behandlung reduziert, was statistisch gesehen ein signifikanter Unterschied ist ($p=0,029$, Chi-Quadrat) (Lamm et al. 1980). In unserem anschließenden Bericht über 57 randomisierte Patienten zeigte sich bei 82 % der Kontrollpatienten ein Tumorrezidiv, während nur 20 % der mit BCG behandelten Patienten ein Tumorrezidiv aufwiesen (Lamm 1985). Das durchschnittliche rezidivfreie Intervall verdoppelte sich bei den mit BCG behandelten Patienten von 24 auf 48 Monate. In einer ähnlich angelegten Studie fanden Herr et al. heraus, daß 40 % der mit BCG behandelten Patienten über 60 Monate rezidivfrei waren, im Vergleich zu keinem rezidivfreien Patienten in der nur mit TUR behandelten Gruppe (Herr 1992). Weitere Studien bestätigten die langanhaltende Wirkung der BCG-Immuntherapie. Cookson und Sarosdy untersuchten kürzlich auf der Basis der von uns in San Antonio eingeleiteten BCG-Studie ein größeres Patientenkollektiv mit Tumorstadium T1, das mit BCG therapiert wurde, und stellten fest, daß 91 % der Patienten durchschnittlich 59 Monate tumorrezidivfrei blieben (Cookson u. Sarosdy 1992). 69 % der Patienten dieser Studie bleiben nach der Anfangstherapie rezidivfrei, und bei weiteren 22 % war eine zusätzliche TUR und ein weiterer BCG-Zyklus erforderlich, um rezidivfrei zu bleiben.

BCG-Immuntherapie versus Doxorubicin-Chemotherapie

Nachdem Vergleiche zwischen Wirksamkeitsraten aus verschiedenen Studien ergaben, daß BCG zumindest ebenso effektiv ist wie eine Chemotherapie mit Thiotepa, Doxorubicin oder Mitomycin (Lamm et al. 1980), waren multizentrische, randomisierte, prospektiv angelegte Studien nötig, um die Überlegenheit von BCG zu bestätigen. Zur Bestimmung des relativen Vorteils der BCG-Immuntherapie gegenüber der intravesikalen Chemotherapie führte die SWOG einen randomisierten Vergleich dieser Therapiestrategien bei Hochrisikopatienten durch. Doxorubicin wurde als intravesikales Chemotherapeutikum ausgewählt, da es bekanntlich Tumorrezidive reduziert (Edsmyr u. Andersson 1978) und bei Patienten mit Carcinoma in situ in hohem Maße anspricht (Jakse et al. 1981, Kowalkowski u. Lamm 1988).

Wie im New England Journal of Medicine (Lamm et al. 1991b) berichtet wurde, wurden zwischen Januar 1983 und Dezember 1985 285 Patienten mit oberflächlichem Blasenkarzinom von 46 SWOG-Kliniken aufgenommen. Voraussetzung war ein oberflächliches Blasenkarzinom des Stadiums Ta oder T1 mit zwei oder mehr Rezidiven innerhalb der ersten 12 Monate oder ein Carcinoma in situ. Die Patienten wurden in 2 Gruppen stratifiziert, je nach Vorhanden- bzw. Nichtvorhandensein eines Carcinoma in situ bzw. einer vorausgegangenen Chemotherapie. Anschließend wurden 50 mg Doxorubicin in 50 ml Kochsalz oder 120 mg BCG-Connaught in 50 ml Kochsalz appliziert. Doxorubicin wurde innerhalb von 3 Tagen nach transurethraler Resektion zur maximalen Nutzung der Chemotherapie intravesikal appliziert. Bei der ersten Instillation wurde 30 min appliziert; bei den folgenden Behandlungen, welche für jeweils 2 h appliziert wurden, handelte es sich um 4 Applikationen in wöchentlichen und 11 in monatlichen Abständen. Die BCG-Immuntherapie wurde ungefähr 1 Woche nach Tumorresektion begonnen und insgesamt 6mal in wöchentlichen Abständen wiederholt. Zusätzliche intravesikale Einzelbehandlungen wurden nach 3, 6, 12, 18 bzw. 24 Monaten durchgeführt. Parallel zur intravesikalen BCG-Applikation wurden 0,5 ml der gleichen Konzentration BCG-Connaught perkutan in die proximale Oberschenkelinnenseite mittels multipler Punktionstechnik mit einer 28-Gauge-Nadel appliziert. Da für jeden Studienarm optimale Behandlungspläne ausgewählt wurde, war eine Doppelblindstudie nicht möglich.

4 Hauptunterschiede bei den Behandlungsprotokollen lagen vor: die frühe Anwendung der Chemotherapie mit Doxorubicin (3 Tage versus mehr als 1 Woche), häufigere Behandlungen mit Doxorubicin (16 versus 11), eine intensivere Behandlung mit Doxorubicin während der ersten 12 Monate (16 versus 9 Behandlungen) sowie eine kürzere Behandlungsdauer mit Doxorubicin (1 versus 2 Jahre).

Das Hauptziel dieser Studie bestand darin, die Wirksamkeit der 2 Behandlungsmethoden hinsichtlich der vollständigen Heilungsrate bei Patienten mit Cis und der rezidivfreien Phase bei Patienten mit papillären Blasenkarzinomen des Stadiums Ta und T1 zu vergleichen. Bei den Patienten wurden eine Zystoskopie und Entnahme von Urinzytologie in 3monatlichen Abständen durchgeführt. Tumorrezidive wurden reseziert und durch histologische Untersuchungen dokumentiert.

Von den 285 registrierten Patienten waren 262 auswertbar. Bei 131 dieser Patienten wurde ein Carcinoma in situ (Cis) dokumentiert, und bei 131 lag ein urotheliales Blasenkarzinom Grad 1–3, Stadium Ta oder T1 vor. Insgesamt wurde bei 135 Patienten Doxorubicin verabreicht und bei 127 die BCG-Immuntherapie appliziert. Das Risikoprofil zwischen den Behandlungsarmen zeigte keine signifikanten Unterschiede (Tabelle 1).

Tabelle 1. Patientenmerkmale (SWOG 8216): BCG versus Doxorubicin

	Carcinoma in situ		Ta, T1	
	DOX[1]	BCG	DOX[1]	BCG
Patienten insgesamt (n=285)				
auswertbare Patienten (n=262)	67	64	68	63
Durchschnittsalter (Jahre)	67	68	65	65
männlich	91%	87%	79%	70%
Weiße	80%	89%	84%	90%
Tumorstadium: Ta	35	37	45	42
T1	15	9	13	13
Differenzierungsgrad[2]: g^1	2	4	23	15
Differenzierungsgrad[2]: g^2	17	11	28	27
Differenzierungsgrad[2]: g^3	31	33	7	13

[1] DOX = Doxorubicin
[2] Nicht bei allen Patienten standen Proben für die Studie zur Verfügung

Im BCG-Behandlungsarm wurden therapiebedingte Begleitreaktionen häufiger festgestellt, allerdings waren Reaktionen mit Grad 3 (schwerwiegend) oder 4 (lebensbedrohend) in der BCG-Gruppe nicht stärker vertreten als in der Doxorubicin-Gruppe.

Wirksamkeit der Behandlung

Bei Patienten mit Carcinoma in situ war die Ansprechrate nach BCG-Behandlung prozentual signifikant höher: So zeigte sich nach BCG 70% Rezidivfreiheit versus 34% nach Doxorubicin ($p<0{,}001$). Wenn man alle mit Doxorubicin behandelten Patienten mit Carcinoma in situ in Betracht zieht, so belief sich die geschätzte, durchschnittliche rezidivfreie Zeit (Kaplan-Meier) auf 5,1 Monate versus 39 Monate bei BCG. Der Anteil der Patienten, die im Anschluß an eine BCG-Behandlung 5 Jahre rezidivfrei waren, betrug 45% im Vergleich zu 18% der mit Doxorubicin behandelten Patienten. Patienten mit vollständiger Heilung blieben länger rezidivfrei nach BCG als nach Doxorubicin: lediglich 35% der Patienten mit initialer kompletter Remission nach Doxorubicin bleiben tumorfrei, dagegen 58% nach BCG-Behandlung.

Der Vorteil der BCG-Behandlung äußerte sich auch bei Patienten mit oberflächlichem Blasenkarzinom Stadium Ta oder T1. Im BCG-Behandlungsarm belief sich die geschätzte 5-Jahres-rezidivfreie Rate auf 37% gegenüber 17% im Doxorubicin-Behandlungsarm. Bei Patienten, denen Doxorubicin verabreicht wurde, betrug die mediane Zeit bis zum Auftreten eines Rezidivs 10,4 Monate, bei BCG-behandelten Patienten dagegen 22,5 Monate ($p=0{,}015$).

In der jüngsten Auswertung war die Zahl der Todesfälle zu gering, um einen statistisch signifikanten Überlebensunterschied herauszuarbeiten. Trotz der Tatsache, daß 21 Patienten der Doxorubicin-Gruppe im Vergleich zu 7 Patienten der BCG-Gruppe einer Zystektomie unterzogen wurden, zeigte die Überlebenswahrscheinlichkeitsverteilung keinen Vorteil zugunsten von BCG.

Bedenken wurden geäußert hinsichtlich der Behandlung von Patienten mit niedrig differenziertem oberflächlichem Blasenkarzinom. Erstaunlicherweise wiesen Patienten mit Differenzierungsgrad G3 nach BCG die niedrigste Rezidivrate für alle Differenzierungsgrade auf. Ähnliche Bedenken wurden geäußert hinsichtlich der Behandlung von Patienten mit einem Tumor, der die Lamina propria infiltrierte. Wiederum fand die SWOG heraus, daß Patienten mit Tumor T1 nach BCG-Therapie die gleiche Rezidivrate aufwiesen wie Patienten mit Tumorstadium Ta. Daher erachten wir weder Tumorgrad G3 noch Tumorstadium T1 als Kontraindikation für die intravesikale BCG-Immuntherapie.

BCG versus Mitomycin C

Bei keiner randomisierten kontrollierten Vergleichsstudie zur intravesikalen Chemotherapie konnte eine Überlegenheit eines anderen Präparats gegenüber dem ursprünglichen Präparat Thiotepa nachgewiesen werden (Lamm 1991). In 3 Vergleichsstudien zwischen BCG und Thiotepa bzw. 2 Vergleichsstudien zwischen BCG und Doxorubicin, die in Tabelle 2 abgebildet sind (Traynelis u. Lamm 1991), ging BCG als signifikant besseres Präparat hervor. Verglichen mit Mitomycin war BCG allerdings nicht deutlich vorteilhafter. Die finnische Studie wies unter Verwendung von BCG Stamm Pasteur eine Reduktion der Rezidivhäufigkeit von 62 % unter Mitomycin auf 35 % unter BCG-Therapie (p<0,01) nach (Jauhiainen et al. 1990). Aus zwei niederländischen Studien ging jedoch kein signifikanter Unterschied zwischen BCG und Mitomycin hervor (Debruyne et al. 1988; Witjes et al. 1993). In Deutschland stellte Rübben keinerlei Überlegenheit von BCG oder Mitomycin gegenüber der transurethralen Resektion allein fest, bei einer Reduktion des Rezidivaufkommens um lediglich 7 % in jedem Behandlungsarm (Rübben et al. 1990). Bei diesen negativen Studienergebnissen sind möglicherweise die verwendeten BCG-Präparate, das Therapieschema oder die Aufnahme einer unzureichenden Zahl von Patienten mit hohem Rezidivrisiko in die Studie Gründe, weshalb kein signifikanter Unterschied zwischen den Behandlungsarmen festgestellt werden konnte.

377 auswertbare, randomisierte Patienten wurden von der SWOG (Lamm et al. 1993) analysiert, um herauszufinden, ob der BCG-Immuntherapie oder der Chemotherapie mit Mitomycin C der Vorzug zu geben sei. Das Ziel dieser kontrollierten klinischen Studie bestand darin, die Effektivität und Toxizität von intravesikalem BCG und Mitomycin C zu vergleichen. Man griff dabei nur auf Patienten mit Tumor Ta oder T1 zurück, welche vor Therapiebeginn einer kompletten Tumorresektion unterzogen worden waren. Alle Patienten wurden als hochgradig rezidivgefährdet eingestuft, wenn folgende Gründe vorlagen: Zwei oder mehrere Rezidive innerhalb der vorangegangenen 56 Wochen oder Tumorstadium Ta oder T1 mit zusätzlichem Carcinoma in situ oder mehrere Einzeltumore innerhalb von 16 Wochen oder Tumorrezidiv Stadium T1 innerhalb von 16 Wochen. Die Patienten wurden wieder stratifiziert in 2 Gruppen mit oder ohne Cis. Die anschließende Randomisierung erfolgte durch einen zentralen Computer, der eine

Tabelle 2. Rezidivrate bei BCG versus Chemotherapie

Studie	BCG	Thiotepa	Doxorubicin	Mitomycin	TUR	p-Wert
Brosman (1982)	0%	47%				<0,01
Netto u. Lemos (1983)	7%	43%				<0,01
Martínez et al. (1990)	13%	36%	43%			<0,01
Lamm et al. (1991 b) (SWOG'91)	63%		83%			<0,02
Debruyne u. Van der Meijden (1988)	30%			25%		NS
Jauhiainen et al. (1990) (Finnblad'90)	35%			62%		<0,01
Rübben et al. (1990)	28%			35%	42%	NS
Witjes u. Van der Meijden (1993)	29% (RIVM) 24% (Tice)			26 %		NS

dynamische Ausgewogenheit zwischen dem BCG- oder Mitomycin-Arm gewährleistete. Es wurden 6 Instillationen in wöchentlichen Abständen mit 50 mg Tice BCG und 12 Instillationen in monatlichen Abständen durchgeführt oder 20 mg Mitomycin C analog verabreicht. Die Hauptzielvariable dieser Studie war die rezidivfreie Zeit des oberflächlichen Blasenkarzinoms Ta oder T1.

Aufteilung und Randomisierung ergaben gleich große Gruppen. Zwischen den Gruppen wurde kein Unterschied hinsichtlich der bekannten Risikofaktoren festgestellt. Bei 16% der Patienten des BCG-Arms lag ein Carcinoma in situ vor. Wie bereits erwähnt, waren bei Patienten mit BCG-Therapie mehr Nebenwirkungen festzustellen als bei Mitomycin-C-Patienten, wobei keine signifikanten Unterschiede hinsichtlich einer ausgeprägten toxischen Wirkung auftraten. Bei 26% im BCG-Arm und bei 43% im Mitomycin-C-Arm wurde überhaupt keine Nebenwirkung beobachtet. Geringgradige Nebenwirkungen wurden bei 33% des BCG-Arms und bei 19% des Mitomycin-C-Arms festgestellt (p<0,002).

Obwohl beabsichtigt war, daß 720 Patienten und 4 Zwischenanalysen nötig gewesen wären, mußte die Studie bei Beendigung der *ersten* Zwischenanalyse von 377 auswertbaren Patienten aufgrund der deutlichen und hoch signifikanten Überlegenheit von BCG gegenüber Mitomycin C bei der Prävention von Tumorrezidiven bei Hochrisikopatienten abgebrochen werden.

Es ist erwähnenswert, daß die SWOG 8795 einen intensiven BCG-Kurs mit monatlicher Erhaltungstherapie durchführte. Frühere Studien, die keine Vorteile von BCG gegenüber Mitomycin nachweisen konnten, führten lediglich einen 6wöchigen Kurs durch. Es wurde behauptet, daß höhere Dosen Mitomycin C möglicherweise effizienter sind. Bislang liegt jedoch keine statistisch signifikante Studie vor, in der Vergleiche mit höheren Dosen als 20 mg angestellt wurden. Die Dosis, die zur Rezidivprophylaxe des Blasenkarzinoms den größten Effekt erzielte, war 20 mg (Huland u. Otto 1983).

Möglichkeiten der Verabreichung von BCG

Das oral verabreichte BCG vom Stamm Moreau soll signifikant Tumorrezidive reduzieren (Netto u. Lemos 1983). In unserem Kontrollvergleich zwischen intravesikalem und oralem BCG war die intravesikale Verabreichung deutlich überlegen (Lamm et al. 1990). Da wir die Tice-Präparation verwendeten, konnten wir eine Antitumoraktivität des oralen BCG nicht bestätigen. Ein protektiver Effekt von oral verabreichtem BCG konnte möglicherweise aufgrund eines unterschiedlichen Präparats und einer unterschiedlichen Dosis nicht nachgewiesen werden. Andere Wissenschaftler bestätigten unabhängig von uns den protektiven Wert sehr hoher Dosen von systemisch verabreichtem BCG gegen periphere Blasenkarzinome (Lamm et al. 1990).

Trotz der Notwendigkeit einer perkutanen Verabreichung, die in früheren Studien in Frage gestellt worden war, wollten wir deren Verwendung in multizentrischen kontrollierten Phase-3-Studien nicht abbrechen, bis sie sich als unnötig erwiesen haben sollten. In einer randomisierten prospektiven Studie wurde gezeigt, daß perkutanes BCG keinen Vorteil gegenüber intravesikaler Verabreichung allein zur Prävention von Tumorrezidiven darstellt (Lamm et al. 1991a). Einerseits könnte die Kollektivgröße dieser Studie keinen ausreichenden Beweis dafür liefern, daß intravesikales BCG allein ebenso gut ist wie intravesikales plus perkutanes BCG, andererseits steht fest, daß die intravesikale Verabreichung allein hocheffektiv ist und jede Art von zusätzlichem Effekt durch die perkutane Verabreichung gering sein muß.

Erhaltungstherapie mit BCG

Obwohl die BCG-Immuntherapie als Behandlungsmethode der Wahl bei Cis und aggressivem oberflächlichem Blasenkarzinom Ta und T1 anerkannt ist, ist sie jedoch hinsichtlich des optimalen Behandlungszeitplans und insbesondere in Bezug auf die Frage nach der Rolle der Erhaltungstherapie mit BCG stark umstritten. Da Patienten mit Blasenkarzinom bekanntlich eine Tendenz zur Bildung von Rezidivtumoren aufweisen und die durch BCG-Instillation bewirkte Immunstimulation mit der Zeit nachläßt, ist die logische Schlußfolgerung zu ziehen, daß eine Erhaltungstherapie die langfristigen Ergebnisse verbessern würde. Tatsächlich konnten wir zu Beginn unserer Untersuchung eine 4fache Reduktion der Tumorrezidivrate bei Patienten nach einmaliger, im Abstand von 3 Monaten durchgeführter Instillation mit BCG beobachten (Lamm 1985). Anhand des Mäuse-Blasenkarzinom-Modells bestätigten wir, daß eine BCG-Therapie ohne Auffrischungsinstillationen langfristig (9 Monate) vor nachfolgenden Tumorrezidiven schützt, eine weitere BCG-Erhaltungstherapie reduzierte jedoch signifikant das Tumorwachstum bei Tieren, die wir nach 15 Monaten erneut dem Tumor aussetzten (Reichert u. Lamm 1984). Nachfolgende randomisierte, kontrollierte, klinische Studien konnten jedoch zunächst nicht den Vorteil einer Erhaltungstherapie mit BCG bestätigen. Badalament et al. führte an 93 Patienten Auffrischungsinstillationen in 4wöchigen Abständen durch, wobei sich eine Behandlung in diesen Zeitabständen als nicht vorteilhaft erwies (Badalament et al. 1987). Patienten mit monatlicher BCG-Instillation und Patienten mit einem einmaligen 6wöchentlichen Induktionskurs wiesen eine gleich lange rezidivfreie Zeit auf. Die Zahl der Tumoren schien sich jedoch in der Erhaltungstherapiegruppe durchschnittlich von 0,148 auf 0,071 pro Patient und Monat zu reduzieren. Dieser Unterschied hatte allerdings keine statistische Signifikanz. Bei einer kleinen Gruppe von randomisierten Patienten fand Hudson heraus, daß eine einmalige BCG-Auffrischungsbehandlung im Abstand von 3 Monaten das Tumorrezidivaufkommen nicht reduzierte (Hudson et al. 1987). Sicherlich waren diese beiden Studien nicht umfangreich genug, um eine signifikante Verbesserung einer so effektiven Therapie wie dem 6wöchigen BCG-Basiszyklus erkennen zu können.

Um dieses Problem definitiv anzugehen, nahmen Wissenschaftler der SWOG und der Eastern Cooperative Oncology Group 660 Patienten mit schnell rezidivierendem Tumor Ta oder T1 oder Tis auf, um mit der Applikation von 81 mg Connaught BCG eine 6wöchige Standardinduktion zu erreichen (Lamm et al. 1992). Die Patienten wurden anschließend stratifiziert nach früherer Therapie, Tumortyp (papillärer Typ versus Cis) und PPD-Hauttest. Anschließend erfolgte die Randomisierung in den Nachbeobachtungsarm bzw. den Erhaltungstherapiearm mit 3 BCG-Instillationen in wöchentlichen Abständen jeweils zum Zeitpunkt 3 und 6 Monate und anschließend bis zu 3 Jahren. Nach einer durchschnittlichen Beobachtungszeit von 3,2 Jahren zeigte die Zeit bis zum Auftreten eines histologisch bestätigten Rezidivs einen drastischen und hoch signifikanten Vorteil der Erhaltungstherapie.

Bei Patienten mit Cis, bei denen nach 3 Monaten 3 zusätzliche Instillationen im Abstand von 1 Woche durchgeführt wurden, stieg die komplette Heilungsrate nach 6 Monaten von 73% auf 87% ($p<0,04$). Wenn man nur die Patienten mit kompletter Heilungsrate, die zum Zeitpunkt von 3 Monaten nach Induktionsbeginn tumorfrei waren, in Betracht zieht, ergab die BCG-Erhaltungstherapie einen Anstieg der langfristig tumorfreien Patienten von 65% in der Beobachtungsgruppe auf 83% in der Erhaltungsgruppe ($p<0,09$). Bei 270 auswertbaren Patienten mit schnell rezidivierenden Ta- und T1-Tumoren war der Vorteil von BCG noch drastischer: Es zeigte sich ein Anstieg der Zahl langfristig tumorfreier Patienten von 50% in der Gruppe mit Induktionszyklus allein auf 83% in der Erhaltungstherapiegruppe. Dieser Unterschied ist statistisch signifikant mit einem p-Wert von 0,000001. Somit steht eindeutig fest, daß eine Erhaltungstherapie bei Patienten mit Blasenkarzinom, die nach einem BCG-Induktionszyklus rezidivfrei sind, die Therapie der Wahl ist. Diese Behandlung hat eine um so größere Bedeutung, als sie im Vergleich zur Induktionstherapie allein die Überlebensrate der Patienten statistisch signifikant verbessert. Bei 391 randomisierten Patienten konnte eine exzellente Überlebensrate von 86% nach 4 Jahren bei alleiniger Induktionstherapie auf 92% bei Patienten mit BCG-Erhaltungstherapie gesteigert werden.

Zusammenfassung

Die BCG-Immuntherapie hat den Verlauf des oberflächlichen Blasenkarzinoms drastisch verändert. Kontrollierte klinische Studien in den USA und in anderen Ländern zeigten eindeutig, daß intravesikales

BCG hoch effektiv ist bei der Behandlung von Cis und bei der Prophylaxe von oberflächlichen Blasenkarzinomen der Stadien Ta und T1. Kontrollierte Vergleichsstudien veranschaulichten weiterhin, daß BCG der intravesikalen Chemotherapie bzw. Thiotepa, Doxorubicin und Mitomycin überlegen ist. Im Gegensatz zur Chemotherapie, die höchstens 3 Jahre oder weniger gegen Tumorrezidive vorbeugt und keine Reduktion der Tumorprogression bzw. der tumorbedingten Sterblichkeitsrate bewirkt, scheint die BCG-Immuntherapie für mindestens 10 Jahre gegen Tumorrezidive vorzubeugen. Es spricht immer mehr dafür, daß sich sowohl die Tumorprogression als auch die tumorbedingte Sterblichkeitsrate mit der effektiven BCG-Therapie reduzieren lassen. Sowohl die Chemotherapie- als auch die BCG-Behandlungsprotokolle wurden empirisch angelegt. Neue Ergebnisse einer multizentrischen, kontrollierten Studie der SWOG belegen zweifellos, daß eine geeignete Erhaltungstherapie mit 81 mg BCG (Stamm Connaught) die komplette Immunantwort bei Carcinoma in situ von 73% auf 87% verbessert und die langfristig rezidivfreie Phase von 65% auf 83% steigert. Bei Patienten mit schnell rezidivierendem oberflächlichem Blasenkarzinom Ta oder T1 erhöht eine BCG-Langzeitbehandlung mit 3 Instillationen in wöchentlichem Abstand zum Zeitpunkt von 3 und 6 Monaten und dann alle 6 Monate für 3 Jahre die langfristige, komplette Immunantwort von 50 % auf 83% und steigert signifikant die Überlebensrate. Diese überragenden Resultate und die zunehmende Verwendung von BCG in den USA erklären vielleicht den erstaunlichen Rückgang der Mortalitätsrate beim Blasenkarzinom, der in Zusammenhang mit einem kontinuierlichen Anstieg der Inzidenz dieser Tumorentität beobachtet wurde. Meine gegenwärtige Therapiestrategie zum Management des oberflächlichen Blasenkarzinoms ist, die intravesikale Chemotherapie auf rezidivierende hochdifferenzierte Tumoren zu begrenzen und nur eine kurze, unmittelbar postoperative Behandlung durchzuführen. Patienten mit Carcinoma in situ oder G3- bzw. T1-Urothelkarzinomen sowie rasch rezidivierende Tumorpatienten sind durch eine Langzeitbehandlung mit intravesikaler BCG-Immuntherapie optimal behandelt.

Literatur

Badalament RA, Herr HW, Wong GY et al. (1987) A prospective, randomized trial of maintenance versus nonmaintenance intravesical Bacillus Calmette-Guérin therapy of superficial bladder cancer. J Clin Oncol 5: 441–445

Boring CC, Squires TS, Tong T (1993) Cancer Statistics. CA 43: 18–19

Brosman SA (1982) Experience with bacillus Calmette-Guerin in patients with superficial bladder carcinoma. J Urol 128: 27–30

Cookson MS, Sarosdy MF (1992) Management of stage T1 superficial bladder cancer with intravesical bacillus Calmette-Guérin therapy. J Urol 148: 797–801

Debruyne FMJ, Van der Meijden APM et al. (1988) BCG-RIVM versus Mitomycin C intravesical therapy in patients with superficial bladder cancer. Urology 31 (Suppl): 20–25

Edsmyr F, Andersson L (1978) Chemotherapy in bladder carcinoma. Urol Res 6: 263–4

Herr HW (1992) Use of Bacillus Calmette-Guérin vaccine; Indications and results. In: Soloway MS, Paulson DF (eds) Problems in Urology: Transitional Cell Malignancy. Lippincott, Philadelphia, 6: 484–492

Herr HW, Laudone VP, Whitmore WF (1987) An overview of intravesical therapy for superficial bladder tumors. J Urol 138: 1363–1368

Hudson MA, Ratliff TL, Gillen DP et al. (1987) Single course versus maintenance Bacillus Calmette-Guérin therapy for superficial bladder tumors: A prospective, randomized trial. J Urol 138: 295–298

Huland H, Otto U (1983) Mitomycin instillation to prevent recurrence of superficial bladder carcinoma. Eur Urol 9: 84–86

Jakse G, Hofstadter F, Marberger H (1981) Intracavitary doxorubicin hydrochloride therapy for carcinoma in situ for the bladder. J Urol 125: 185–90

Jauhiainen NK, Rintalla E, Alfthan O, and the Finn Bladder Group (1990) Immunotherapy (BCG) versus chemotherapy (MMC) in intravesical treatment of superficial urinary bladder cancer. In: DeKernion JB (ed) Immunotherapy of Urological Tumors, Churchill Livingstone Edinburgh, pp 13–26

Kowalkowski TS, Lamm DL (1988) Intravesical therapy of superficial bladder cancer. In: Resnick MI (ed) Current trends in urology. Williams & Wilkins, Baltimore, pp 89–107

Lamm DL, Thor DE, Harris SC, Reyna JA, Stogdill VD, Radwin HM (1980) Bacillus Calmette-Guérin immunotherapy of superficial bladder cancer. J Urol 124: 38–42

Lamm DL (1985) Bacillus Calmette-Guérin immunotherapy for bladder cancer. J Urol 134: 40–47

Lamm DL, DeHaven JL, Shriver JS, Crispen R, Grau D, Sarosdy MF (1990) A randomized prospective comparison of oral versus intravesical and percutaneous Bacillus Calmette-Guérin for superficial bladder cancer. J Urol 144: 65–67

Lamm DL (1991) Immunotherapy versus chemotherapy in the treatment of superficial bladder tumors. In: Alderson AR, Oliver ARD, Hannim IW, Bloom HJG (eds) Urologic Oncology: Dilemmas and Developments. Wiley, Chichester, pp 107–117

Lamm DL, DeHaven JL, Shriver J, Sarosdy MF (1991a) Prospective randomized comparison of intravesical versus intravesical plus percutaneous Bacillus Calmette-Guérin in superficial bladder cancer. J Urol 145: 738–40

Lamm DL, Blumenstein BA, Crawford ED et al. (1991b) A randomized trial of intravesical doxorubicin and immunotherapy with Bacille Calmette-Guérin for transitional-cell carcinoma of the bladder. New Engl J Med 325: 1205–1209

Lamm DL, Crawford ED, Blumenstein B et al. (1992) Maintenance BCG immunotherapy of superficial bladder cancer: a randomized prospective Southwest Oncology Group Study. J Urol 147: 4(242)

Lamm DL, Crawford ED, Blumenstein B et al. (1993) SWOG 8795: A randomized comparison of bacillus Calmette-Guérin and Mitomycin C prophylaxis in stage Ta and T1 transitional cell carcinoma of the bladder. J Urol 149: 282A (275)

Martínez-Piñeiro JA, León JJ, Martínez-Piñeiro L Jr et al. (1990) Bacillus Calmette-Guerin versus Doxorubicin versus Thiotepa: A randomized prospective study in 202 patients with superficial bladder cancer. J Urol 143: 502–506

Netto RR Jr, Lemos CG (1983) A comparison of treatment methods for prophylaxis of recurrent superficial bladder tumors. J Urol 129: 33–34

Reichert DF, Lamm DL (1984) Long term protection in bladder cancer following intralesional immunotherapy. J Urol 132: 570–573

Rübben H, Graf-Dobberstein C, Ostwald R et al. (1990) Prospective randomized study of adjuvant therapy after complete resection of superficial bladder cancer; mitomycin C vs BCG Connaught vs TUR alone. In: DeKernion JB (ed) Immunotherapy of Urological Tumors, Churchill Livingstone, Edinburgh, pp 27–36

Traynelis CL, Lamm DL (1991) Current status of intravesical therapy for bladder cancer. In: Rous SN (ed) Urology Annual, Vol 5. Appleton & Lange, East Norwalk

Witjes JA, Van der Meijden APM et al. (1993) Randomized prospective study comparing intravesical instillations of Mitomycin C, BCG-Tice and BCG-RIVM in PTa, PT1 tumors and primary CIS of the urinary bladder. Eur J Cancer 29a: 1672–1676

Diskussion

D. JOCHAM: Die Daten, die uns Dr. Lamm präsentiert hat, sind ganz neue Ergebnisse, die bisher in dieser Zusammenfassung noch nicht zu hören waren. Seine Ausführungen über die Einwirkung des BCG insbesondere auf Progreß und Überleben sind in dieser Deutlichkeit bisher nicht dargestellt worden und sind so, wie sie hier vorgestellt wurden, sicher sehr beeindruckend.

Herr Lamm, Sie haben berichtet, daß die Nebenwirkungsrate bei BCG in den von Ihnen verfolgten Serien in der Größenordnung von etwa 20–25% liegt. Wenn man sich die Berichte anderer Arbeitsgruppen anschaut, sind diese Nebenwirkungsraten wesentlich höher. Die einfache Zystitis rangiert dort in der Größenordnung von 90%. Darf ich Sie nochmals bitten, daß Sie uns Ihren Begriff von Zystitis näher definieren und uns eine Erklärung geben, warum diese Nebenwirkungsrate bei Ihnen deutlich niedriger als bei anderen Arbeitsgruppen liegt?

D. L. LAMM: Ich habe tatsächlich in meinem ersten Bericht über ein Zystitisaufkommen in der Größenordnung von 90% gesprochen. Das sind meine persönlichen Erfahrungswerte. Die von mir hier vorgelegten Daten basieren auf einer multizentrischen Datenerhebung der SWOG. Erfahrungsgemäß reduziert sich durch die verstärkte Anwendung von BCG und die zunehmende Vertrautheit von Ärzten und Krankenschwestern mit dieser Methode tatsächlich die Nebenwirkungsrate.

Ich glaube, daß die Definition von Zystitis mit wachsender Erfahrung Veränderungen unterworfen ist und offensichtlich zwischen den einzelnen Untersuchern variiert. Ursprünglich definierte ich Zystitis folgendermaßen: häufiger Harndrang, Urge-Symptomatik und Dysurie. Wir wissen, daß der Wirkmechanismus von BCG darin besteht, eine entzündliche Reaktion der Blase zu bewirken und die Lymphozyten und Makrophagen in der Blase zu sammeln, um verschiedene Lymphokine zu stimulieren, was in der Tat mit Fieber einhergehen kann. Zahlreiche Reaktionen, die wir als Nebenwirkungen bezeichneten, gehören tatsächlich zum Wirkmechanismus dieses Medikaments. Ich glaube, daß wir mit wachsender Erfahrung eher geneigt sind, diese Reaktionen als Behandlungsfolge statt als Nebenwirkung anzusehen.

D. H. J. SCHAMHARDT: Nehmen Sie eine Unterteilung Ihrer Patienten vor in eine Gruppe mit geringen Nebenwirkungen und eine andere mit stärkeren Nebenwirkungen und prüfen anschließend das klinische Ansprechen in diesen Gruppen?

D. L. LAMM: Ich kann Ihnen leider keine genaue Zahl nennen. Ich habe den Eindruck, daß Patienten mit Nebenwirkungen i. allg. eine gute Antitumorreaktion zeigen. Es gibt sicherlich einige Fragen zu klären bei Patienten, die keine Symptome entwickelten. Tatsache ist, daß es sich bei BCG um einen lebenden Organismus handelt, der, falls er verschlossen und ungekühlt aufbewahrt oder durch einen Pharmazeuten gefiltert wird (was verschiedentlich in den USA gemacht wurde) oder wenn er mit bakteriostatischem Wasser statt mit physiologischer Kochsalzlösung gemischt wird, abgetötet werden kann. Es sind dann keine Nebenwirkungen, allerdings auch keine Wirkungen zu erwarten. Diejenigen, die sich um eine Reduktion von Nebenwirkungen in kontrollierten Studien unter Verwendung niedrigerer Dosen bemühten, stellten überwiegend auch eine verminderte Wirksamkeit fest. Daher ist es durchaus möglich, daß Nebenwirkungen wiederum Teil des Wirkmechanismus sind und wir möglicherweise nicht die Nebenwirkungen beseitigen können. Allerdings vertragen 95% der Patienten BCG sehr gut.

G. JAKSE: Dr. Lamm, wenn man Ihre Publikation über die erste randomisierte SWOG-Studie im New England Journal of Medicine 1991 liest, fällt einem bei der Histologie auf, daß 2/3 Ihrer Patienten mit Carcinoma in situ entweder einer G1- oder einen G2-Tumor hatten, der vorangegangen war oder gleichzeitig vorhanden war. Wie ist Ihre Definition des Carcinoma in situ?

D. L. LAMM: Ich definiere das Cis als ein niedrigdifferenziertes, flaches Urothelkarzinom. Bei der Diagnose von Cis bleiben Dysplasie und Atypie unberücksichtigt. Sie erwähnen jedoch den interessanten Gesichtspunkt, daß die Definition von Cis höchst variabel ist und von Pathologe zu Pathologe, ja sogar von Pathologen an 2 verschiedenen Tagen unterschiedlich ausgelegt wird und zu verschiedenen Diagnosen führen kann. Deswegen glaube ich, daß es klinisch gesehen wichtig ist, auf kontrollierte Studien beim Carcinoma in situ zurückzugreifen, statt lediglich über eine Ansprechrate in einer retrospektiven Studie zu berichten. Ich möchte nochmals erwähnen, daß wir mit der multizentrischen Gruppe, bei der die Daten in einen Computer eingegeben und mittels eines zentralen Computers mit einer umfangreichen Zahl von Patienten randomisiert werden, in der Lage sind, diese Problemtypen darzustellen.

T. KÄLBLE: Vor einigen Jahren wurde eine Arbeit von Khanna publiziert, der das Problem der Karzinomentstehung von Zweitkarzinomen unabhängig von Blasenkarzinomen im Zusammenhang mit BCG untersuchte (Khanna et al. 1988). Er beschrieb 5 Fälle, bei denen 3 Monate nach BCG-Gabe ein Zweittumor entstanden ist, der dann einen foudroyanten Verlauf genommen hat mit Todesfolge. Sowohl er als auch tierexperimentelle Arbeiten haben gezeigt, daß ein zeitlicher Zusammenhang besteht zwischen der BCG-Gabe und der Karzinominduktion. Kann man bei dieser Dauertherapie, wenn Sie gerade auch bei älteren Patienten immer wieder über Jahre hinweg BCG geben, nicht einen Zusammenhang herstellen zwischen einer Entstehung eines Zweitkarzinoms und einer Induktion dieses Zweittumors durch die BCG-Gabe aufgrund des Blasenkarzinoms?

D. L. LAMM: Die Publikation von Dr. Khanna aus Philadelphia warf eine wichtige Frage auf, die allerdings unbeantwortet blieb. Dieser Artikel ignorierte völlig die viel breitgefächertere Erfahrung von Prof. Whitmore, der berichtete, daß 1/3 der Patienten mit Urothelkarzinom ein Zweitkarzinom haben oder entwickeln werden. Um diese Frage zu beantworten, muß offensichtlich eine kontrollierte Studie vorliegen. Wir beschäftigten uns mit dieser Frage nochmals in der SWOG-8216-Studie (Lamm et al. 1991b). Wir stellten fest, daß 14% der Patienten der BCG-Gruppe und 8% derer in der Chemotherapie-Gruppe vor Behandlungsbeginn einen anderen Tumor aufwiesen. Nach der Behandlung war der Unterschied ähnlich. In beiden Gruppen entwickelte sich eine geringfügig höhere Anzahl von Tumoren. In der BCG-Gruppe entwickelten weniger Patienten fortan ein Zweitkarzinom als in der Chemotherapie-Gruppe. Es gab jedoch keinen statistisch signifikanten Unterschied hinsichtlich der Entwicklung eines Zweitkarzinoms. Ich glaube, daß man wirklich nur Bedenken haben müßte bei Patienten, denen eine extrem hohe Dosis BCG oder andere „biological response modifiers" verabreicht wurden. Meiner Meinung nach kann man möglicherweise mit einer optimalen Stimulation andere

Tumoren reduzieren, denn ich persönlich glaube, daß es ein systemisches Ansprechen gibt, das Vorteile mit sich bringt. Tierstudien an verschiedenen Kliniken zeigten, daß eine systemische Verabreichung von BCG tatsächlich lokalem Tumorwachstum vorbeugen kann. Wir hatten einige Patienten z.B. mit multiplen Hauttumoren, bei denen im Anschluß an eine intravesikale BCG-Therapie die Hauttumoren verschwanden.

K. BONHOF: Beziehen sich die Ergebnisse dieser neuesten Studie auf die alleinige intravesikale Therapie oder zusätzliche kutane Therapie?

D. L. LAMM: In den 3 Studien der SWOG wurde sowohl in der ersten Vergleichsstudie mit Doxorubicin als auch in der Studie mit und ohne Erhaltungstherapie perkutanes BCG verwendet. In der Vergleichsstudie zwischen BCG und Mitomycin wurde auf eine perkutane Verabreichung verzichtet. Aus einer von mir angelegten, kleinen Studie ging hervor, daß die zusätzliche Verwendung von perkutanem BCG keine weitere Reduktion der Tumorrezidivrate bewirkt. Prof. Studer führte ähnliche, kontrollierte Studien durch mit ähnlichen Ergebnissen.

Intravesikale BCG-Therapie des Carcinoma in situ der Harnblase: Vorläufige Ergebnisse[*]

G. Jakse, R. Hall, A. Bono, W. Höltl, P. Carpentier, M. De Pauw, R. Sylvester und Mitarbeiter der EORTC-Gruppe[1]

Die initiale Behandlung der Wahl bei den meisten Patienten mit Carcinoma in situ ist die intravesikale Instillation von Chemotherapeutika oder Immunstimulantien (Herr et al. 1986a; Jakse 1984; Soloway 1984). In den letzten Jahren weckte Bacillus Calmette-Guérin (BCG) höchstes Interesse auf diesem Gebiet (Herr et al. 1986a; Jakse 1984; Brosman 1985; Herr et al. 1986b; Kavoussi et al. 1988; Pagano et al. 1989; Studer et al. 1987). Erste Ergebnisse des EORTC-Protokolls 30861 werden in diesem Beitrag dargestellt.

Patienten

1986 wurde von der EORTC eine multizentrische Studie begonnen mit dem Ziel, die Wirksamkeit und Sicherheit von BCG bei Carcinoma in situ (Cis) der Harnblase zu beurteilen. Es wurden nur Patienten mit histologisch nachgewiesenem Cis ohne begleitende oder vorherige muskelinfiltrierende Tumoren akzeptiert. Es handelte sich in der Regel um Cis G3, wobei 2 Patienten mit G2-Tumoren aufgrund einer positiven Zytologie akzeptiert wurden. Symptome wie Hämaturie, Miktionsparameter (ständiger Harndrang, Dysurie) und Blasenkapazität wurden vor der Behandlung registriert. Bei Diagnosestellung wurde ein kutaner Tuberkulosetest durchgeführt. Biopsien wurden von präselektierten Stellen der Blase und der hinteren Harnröhre sowie verdächtigen Arealen entnommen. Die Ausbreitung des Cis

---

[*] Übersetzung aus dem Engl. von Judith Carlen-Stief.
[1] Urologische Klinik, Medizinische Fakultät der RWTH, Paulwelsstr. 30, D-52074 Aachen.

wurde mittels Endoskopie und der Anzahl der auf Cis positiven Biopsien geschätzt.

Sechs Instillationen mit 120 mg BCG Connaught wurden 2 Wochen nach Biopsieentnahme und TUR jeden sichtbaren Tumors durchgeführt. Alle während der Behandlung auftretenden Nebenwirkungen wurden registriert. Zwei Wochen nach der Behandlung wurden Kontrollbiopsien durchgeführt.

Im Falle einer kompletten Remission oder einer Tumorprogression wurde die Therapie beendet. Eine Tumorprogression wurde bei Patienten festgestellt, welche ein papilläres oder solides Rezidiv jeglichen Tumorstadiums aufwiesen. Patienten mit weiterhin bestehendem Cis wurden erneut behandelt.

Ergebnisse

123 Patienten wurden in diese Studie aufgenommen. 104 waren auswertbar bezüglich der Toxizität bzw. 93 bezüglich des Ansprechens. Häufiger Harndrang (53%) und Dysurie (49%) stellten die Hauptsymptome dar. Die meisten Patienten hatten einen vorausgegangenen (38%) oder begleitenden (43%) TaT1-exophytischen Blasentumor, der vollständig reseziert wurde. 37,5% der Patienten hatten sich vorher einer intravesikalen Chemotherapie unterzogen.

71% der Patienten wiesen 1–3 histologisch gesicherte Areale mit Cis auf. Die durchschnittliche Größe des vom Untersucher beschriebenen Areals betrug 1,5 cm, wobei sich die Ausdehnung bei 47 Patienten nicht errechnen ließ.

Eine komplette Remission (CR) des Cis wurde bei 82% der auswertbaren Patienten erreicht, bei 5 Patienten zeigte sich eine komplette Remission erst nach dem zweiten Behandlungszyklus mit BCG (Tabelle 1). Bei 11 Patienten zeigte sich ein progredientes Tumorwachstum während des ersten Zyklus. Bei primären, sekundären und gleichzeitig auftretenden Cis war das Ansprechen gleich gut (3 von 13, 29 von 35, 34 von 42, respektive).

Bei 45% der Patienten war eine BCG-induzierte Zystitis zu verzeichnen. Bei lediglich 15% stieg die Temperatur auf über 39,5 °C. Bei 22% trat eine Zystitis mindestens 3mal auf (Tabelle 2). Bei 6 Patienten war ein Behandlungsabbruch infolge einer BCG-induzierten Zystitis erforderlich: bei 3 von 86 Patienten während der ersten 6 Instillationen, bei 3 von 9 Patienten jedoch während der folgenden 6 Instillationen. Bei Patienten mit positivem Tine-Test war eine BCG-induzierte Zystitis häufiger zu verzeichnen (p=0,02).

Tabelle 1. BCG-Behandlung des Carcinoma in situ der Harnblase (EORTC 30861): Ergebnisse

	6 Instillationen	2 Instillationen	gesamt
CR	71 (76)	5	76 (82%)
NC	11 (12)	6	6 (6%)
PD	11 (12)	–	11 (12%)

CR vollständige Remission, **NC** keine Veränderung, **PD** Progression

Tabelle 2. BCG-Behandlung des Carcinoma in situ der Harnblase (EORTC 30861): Nebenwirkungen

Häufigkeit des Auftretens	0	1	2	≥3
bakterielle Zystitis	85%	9%	1%	5%
BCG-induzierte Zystitis	55%	9%	14%	22%
Fieber	85%	8%	2%	5%

Bei 15% der Patienten stieg die Temperatur auf über 39,5 °C. Bei Patienten, die mit Dysurie auffielen, trat öfter Fieber auf als bei Patienten ohne Dysurie (20,8% versus 7,6%, p=0,08). Bei Patienten mit positivem Tine-Test stellte sich öfter Fieber ein als bei Patienten mit negativem Ergebnis (19% versus 1%). Die Gründe für einen Behandlungsabbruch sind in Tabelle 3 zusammengefaßt. Trotz geringer Patientenzahl scheinen die lokalen Probleme bei Patienten mit mehr als 6 Instillationen ausgeprägter zu sein. Weiterhin ist es wichtig festzustellen, daß 2 von 10 Patienten aufgrund einer schwerwiegenden erosiven und granulomatösen Zystitis zystektomiert wurden. Bei der ersten, dritten und vierten Instillation traten insgesamt 3 schwere systemische Nebenwirkungen auf. Die systemische Nebenwirkung bei 1 Patienten nach der ersten Instillation muß als stark allergische Reaktion interpretiert werden. Bei lediglich 3 Patienten wurde eine tuberkulostatische Behandlung durchgeführt, bei den anderen genügten entzündungshemmende und spasmolytisch wirksame Medikamente zur Behandlung ihrer Symptome.

Tabelle 3. BCG-Behandlung des Carcinoma in situ (EORTC 30861): Behandlungsabbrüche

Instillations-Nr.	Nebenwirkungen	Behandlung
1	Fieber, Zystitis	symptomatisch
3	Fieber, Unwohlsein, Leberfunktionsstörung	INH
4	Zystitis	symptomatisch
4	Septikämie, granulomatöse Zystitis	Antibiotikum
4	Grippe-ähnliche Symptome	symptomatisch
6	erosive Zystitis	INH+Rifampicin, Zystektomie
9	Fieber	symptomatisch
9	BCG-induzierte Zystitis	INH
10	Zystitis, Fieber, Unwohlsein	symptomatisch
10	erosive Zystitis	Zystektomie

Zusammenfassung

Die in der Literatur beschriebene komplette Remissionsrate bei Patienten mit Cis der Blase beträgt insgesamt etwa 70% (Herr et al. 1986a; Lamm et al. 1989a; Steg et al. 1989; Brosman 1985; Herr et al. 1986b; Pagano et al. 1989; Brosman 1989; Herr et al. 1991; Studer et al. 1987). Daher stehen die Resultate dieser Studie in Einklang mit der Literatur und zeigen darüber hinaus, daß es bei primärem, sekundärem und gleichzeitig bestehendem Cis keinen Unterschied hinsichtlich des Ansprechens gibt. Von ähnlichen Ergebnissen bei gleichzeitig auftretendem Cis berichteten bereits Steg et al. (1989).

Weiterhin muß festgestellt werden, daß bei 12 von 93 für das Ansprechen auswertbaren Patienten bereits 8 Wochen nach Behandlungsbeginn eine Tumorprogression festzustellen war. Dies zeigt deutlich die Notwendigkeit einer frühen Reevaluation bei Patienten mit Cis nach intravesikaler Behandlung. Es ist allerdings auch bemerkenswert, daß 5 von 11 Patienten mit persistierendem Cis nach einem zweiten Behandlungszyklus mit einer kompletten Remission ansprachen. Pagano et al. (1989) machten ähnliche Erfahrungen. Diese Autoren reduzierten die konventionelle BCG-Dosis um 50%. Die komplette Remissionsrate bei diesen Patienten mit Cis betrug lediglich 52% nach 6 Instillationen, was beträchtlich niedriger ist als in der Literatur beschrieben. Nach einem zweiten Behandlungszyklus mit 6 Instillationen betrug die komplette Remissionsrate jedoch 83%. Im Gegensatz zu uns berichteten Pagano et al. (1989) in ihrer Studie über einen nur unbedeutenden Prozentsatz lokaler Nebenwirkungen.

Die Gesamtinzidenz von lokalen und systemischen Nebenwirkungen von BCG beträgt 90% (Lamm et al. 1989b). Dies ist der Hauptnachteil der effektivsten lokalen Immuntherapie. Aufgrund dieser Tatsache brachen ungefähr 10% der Patienten die Behandlung ab, bis zu 2% entwickelten Schrumpfblasen oder schwere Makrohämaturien und mußten sich trotz entferntem Tumor einer Zystektomie unterziehen. Schließlich wurde bei fast 2% der Patienten eine lebensbedrohliche BCGitis oder eine behandlungsinduzierte Todesfolge beobachtet. Unter Berücksichtigung dieser Tatsachen ist die Reduktion der Toxizität ein wichtiges Ziel.

Lamm et al. und andere Wissenschaftler empfehlen INH bei Patienten, bei denen eine schwere Zystitis auftritt oder die Temperatur auf über 38,5 °C ansteigt (Lamm et al. 1989b; Steg et al. 1989). Dennoch wissen wir im Moment noch nicht, ob die Behandlung mit INH die Effizienz beeinträchtigt.

Pagano et al. reduzierten die BCG-Dosis um 50% (Pagano et al. 1989). Die komplette Remissionsrate bei Patienten mit Cis betrug lediglich 52% nach 6 Instillationen, was beträchtlich niedriger ist als in der Literatur beschrieben. Er konnte schließlich eine komplette Remissionsrate von 83% erreichen durch die Anwendung eines zweiten Behandlungszyklus bei nichtansprechenden Patienten. Er berichtete von einer niedrigen Zystitisrate (26%) und keinerlei systemischen Nebenwirkungen. Ein Patient entwickelte eine Schrumpfblase.

Neueste Ergebnisse von Morales et al. (1992) und Akaza et al. (1991), die beide die BCG-Dosis reduzierten, sind widersprüchlich hinsichtlich der Effizienz und der Toxizität. Es ist allgemein akzeptiert, daß die BCG-Instillationstherapie nach Biopsie oder TUR zumindest für einige Zeit unterbrochen werden sollte, da schwere systemische Nebenwirkungen bei diesen Patienten festgestellt wurden. Darüber hinaus ist eine traumatische Katheterisierung eine klare Kontraindikation für die BCG-Instillation. Man kann außerdem davon ausgehen, daß eine prolongierte BCG-Behandlung der Blase zusätzlich schadet, obwohl die von Brosman beschriebene Toxizität nicht beträchtlich höher liegt als bei anderen Autoren mit einem weniger intensiven Behandlungsprotokoll (Brosman 1989).

Gemäß der Literatur und den Ergebnissen dieser Studie können folgende Schlußfolgerungen gezogen werden: a) Die Instillationstherapie sollte frühestens 14 Tage nach TUR begonnen und nach extensiver TUR aufgrund eines ausgedehnten oberflächlichen Blasenkarzinoms sogar noch weiter hinausgezögert werden. b) Ein zweiter Behandlungszyklus bei Patienten, die auf den ersten Zyklus nicht ansprechen, ergibt eine vollständige Remission des Cis bei etwa 50 %. Die lokale Toxizität ist hier jedoch außergewöhnlich hoch mit schwerer Zystitis bei 6 von 9 Patienten, von denen einer zystektomiert werden mußte. Dieser Aspekt muß daher mit dem Patienten vor Beginn des zweiten Behandlungszyklus besprochen werden. Außerdem sollte eine routinemäßige INH-Behandlung bei diesen Patienten in Betracht gezogen werden. c) Sowohl ein kutaner Tuberkulosetest als auch lokale Symptome vor der Behandlung können sich als wichtige Parameter zur Vorhersage von lokalen und systemischen Nebenwirkungen herausstellen. Eine Reduktion der Dosis und eine INH-Behandlung nach den ersten Anzeichen der jeweiligen Nebenwirkungen können die richtige Reaktion darstellen.

Literatur

Akaza H, Kameyama S, Koiso K, Aso Y und Tokyo BCG Study Group (1991) Ablative and prophylactic effects of BCG Tokyo 172 strain for intravesical treatment in patients with superficial bladder cancer. J Urol 145: 427a (857)

Brosman SA (1985) The use of bacillus Calmette-Guérin in the therapy of bladder carcinoma in situ. J Urol 134: 39

Brosman S (1989) The influence of Tice strain BCG treatment in patients with transitional cell carcinoma in situ. EORTC GU Group Monograph 6: BCG in superficial bladder cancer, pp 193–205

Herr HW, Pinsky CM, Whitmore WF, Sogani PC, Oettgen HF, Melamed MR (1986a) Long term effect of intravesical bacillus Calmette-Guérin on flat carcinoma in situ of the bladder. J Urol 135: 265

Herr HW et al. (1988) Bacillus Calmette-Guérin therapy alters the progression of superficial bladder cancer. J. Clin. Oncol 6: 1450-1455

Herr HW, Klein EA, Rogatko A (1991) Local BCG failures in superficial bladder cancer. A multivariate analysis of risk factors influencing survival. Eur Urol 19: 97-100

Jakse G (1984) Intravesical chemotherapy for carcinoma in situ of the urinary bladder: 5 years later. Eur Urol 10: 289-293

Kavoussi LR, Torrence RJ, Gillen DP, et al. (1988) Results of 6 weekly intravesical bacillus Calmette-Guérin instillation on the treatment of superficial bladder tumors. J Urol 139: 935

Lamm DL, Crissmann J, Blumenstein B et al. (1989a) Adriamycin versus BCG in superficial bladder cancer: Southwest Oncology Group Study. EORTC Genitourinary Group Monograph 6: BCG in superficial bladder cancer, pp 263-2

Lamm DL, Steg A, Boccon-Gibod L et al. (1989b) Complications of bacillus Calmette-Guérin immunotherapy: Review of 2602 patients and comparison of chemotherapy complications. EORTC GU Group Monograph 6: BCG in superficial bladder cancer, pp 335-355

Morales A, Eidinger D, Bruce AW (1976) Intracavitary Bacillus Calmette-Guérin in the treatment of superficial bladder tumors. J Urol 116: 180

Morales A, Nickel C, Wilson JWL (1992) Dose-response of bacillus Calmette-Guérin in the treatment of superficial bladder cancer. J Urol 147: 1256-1258

Pagano F, Bassi P, Milani C, Meulghini A, Tuccitto G, Garbeglio A, Guazzieri S (1989) Low-dose BCG-Pasteur strain in the treatment of superficial bladder cancer: preliminary results. EORTC GU Group Monograph 6: 253-261

Soloway MS (1984) Intravesical and systemic chemotherapy in the management of superficial bladder cancer. Urol Clin North Am 11: 623-635

Steg A, Belas M, Lenen CH, Boccon-Gibod L (1989) Intravesical BCG therapy in patients with superficial bladder tumors. EORTC GU Group Monograph 6: 153-160

Steg A, Leleu CH, Debré B, Boccon-Gibod L, Sicard D (1989) Systemic bacillus Calmette-Guérin infection in patients treated by intravesical BCG therapy for superficial bladder cancer. EORTC GU Group Monograph 6: BCG in superficial bladder cancer, pp 325-334

Studer UE, Ackermann D, Schnyder V, Wartensee M (1987) Immunotherapie bei oberflächlichen Harnblasentumoren. In: Sommerkamp H, Altwein JE, Klippel KF (Hrsg.) Urologischer Workshop Freiburg 1986. Zuckschwert, München, S 129-135

Diskussion

J. JUNGINGER: Beeinflußt die INH-Therapie bei Risikofaktoren die Wirksamkeit der lokalen BCG-Instillation?

G. JAKSE: Man muß sicher eine randomisierte Studie abwarten, die in einem Arm BCG alleine hat und im anderen BCG plus INH. Erst dann kann ich die Frage beantworten, ob die INH-Therapie die Effektivität vermindert oder ob sie gleichbleibend ist.

J. JUNGINGER: Angenommen, wir wären uns sicher, daß eine solche INH-Therapie die Wirksamkeit nicht negativ beeinflussen würde, müßte man sich dann nicht überlegen, ob man diese INH-Therapie nicht eventuell von vorneherein begleitend macht. Damit würde man vielleicht vielen Kollegen, die jetzt einer solchen lokalen Therapie noch etwas ängstlich gegenüber stehen, Argumente nehmen.

G. JAKSE: Es geht nicht darum, daß man jemandem Argumente nimmt und einen Ängstlichen auf den richtigen Weg bringt. Zum jetzigen Zeitpunkt können oder sollten Sie eine INH-Therapie nur dann durchführen, wenn der Patient entsprechende Symptome hat, z.B. eine Zystitis über 3–4 Tage, die persistiert, oder wenn Sie einen Patienten haben, der nach jeder Instillation mit Fieber bis 39–40 °C reagiert und dann für 2 Tage krank ist. Dann können Sie so etwas tun. Wie die Daten von Herrn Lamm und auch die der EORTC zeigen, haben nur max. 45% der Patienten eine BCG-Zystitis. D.h., Sie würden 55% der Patienten eigentlich umsonst behandeln mit einem Medikament, das ja auch eine gewisse Toxizität hat und bei dem Sie nicht sicher abschätzen können, ob es nicht negative Auswirkungen hat.

H.-D. ADOLPHS: Ihre Abbruchquote sowie auch die Nebenwirkungsrate sind ja sehr groß. Meine Frage bezieht sich auf die Einschlußkriterien: Ist vor jeder Instillation auch eine bakteriologische Urindiagnostik erfolgt, und wie wurde die Immunkompetenz bei diesen Patienten getestet?

G. JAKSE: Die Nebenwirkungsrate mit 45% Zystitis bewegt sich in dem Bereich, wie es auch von Herrn Lamm beschrieben wird, und ist nicht über das Maß hinausgehend. Die Abbruchrate ist m. E. imperativ bei diesen 5 Patienten, die ich Ihnen aufgezeigt habe. Bei den restlichen 5 Patienten ist das individuell. D.h. ein Patient, der von seinem Arzt anders geführt wird, wird möglicherweise trotz seiner massiven Nebenwirkungen weiterhin seine Therapie bekommen. Aber das ist so, wie Herr Jocham es bereits sagte: Wie haben Sie Ihre Zystitis definiert? In Italien sieht man selten einen Therapieabbruch wegen BCG-Zystitis. Das liegt einfach daran, wie Herr Pagano die Zystitis definiert. Der Patient muß hospitalisierungsreif sein. Bei uns ist die Zystitis eben etwas, was lokale Beschwerden macht, d.h. der Patient muß deshalb nicht ins Krankenhaus.

D. JOCHAM: Dr. Jakse, können Sie zu diesem Aspekt vielleicht noch ergänzend informieren: Wie verhalten Sie sich bei einem Patienten, der eine bakterielle Zystitis hat? Ist das ein Kandidat für eine BCG-Therapie oder ist das eine Kontraindikation für die BCG-Therapie? Mit welchen Antibiotika bzw. Chemotherapeutika führen Sie bei diesen Patienten eine Antibiose durch – ich denke da an den Aspekt der Kreuzreaktion?

G. JAKSE: Ein Patient, der eine bakterielle Zystitis hat, sollte keiner BCG-Therapie zugeführt werden. Dies war ein Ausschlußkriterium im EORTC-Protokoll: Patienten, die eine nicht sanierbare Infektion hatten bzw. rezidivierende Harnwegsinfekte in der Anamnese, wurden dieser Studie nicht zugeführt. Wenn ein Patient unter der BCG-Therapie eine bakterielle Zystitis entwickelt, muß die Therapie abgebrochen werden, bis der Harnwegsinfekt saniert ist. Hinsichtlich der Kreuzresistenz haben wir uns wenig Gedanken gemacht. Wir haben den verschiedenen Ärzten erlaubt, ihr Medikament der Wahl einzusetzen. Bei uns war es z.B. ein Gyrasehemmer.

FRAGE: Gibt es Erkenntnisse über die Verweildauer des BCG in der Harnblase, damit überhaupt ein Effekt auftritt bzw. besteht eine Zeitabhängigkeit in Beziehung auf die Wirksamkeit?

G. JAKSE: Wir haben angenommen, daß das BCG 2 Stunden in der Blase bleiben sollte, weil wir das von den Chemotherapieprotokollen her gewöhnt sind. Wir haben aber einen zweiten Faktor mit eingeschlossen, das ist die Blasenkapazität. Die Blasenkapazität sollte bei diesen Patienten über 150 ml sein. Das ist die funktionelle Blasenkapazität. Diese funktionelle Blasenkapazität können Sie auch erreichen z.B. wenn Sie dem Patienten Spasmolytika geben. Mit der funktionellen Blasenkapazität von 150 ml können Sie annehmen, daß der Patient das Instillat 2 Stunden in der Blase behält.

FRAGE: Nicht immer hat man ja Patienten, die eine bakterielle Zystitis haben, sondern es ist ja sehr häufig so, daß die Patienten noch dysurische Beschwerden haben und daß man sehr hohe Leukozytenkonzentrationen im Sediment findet, ohne bakterielle Nachweise zu führen. Es handelt sich wohl hier um lokale Reaktionen des Epithels nach TUR-Maßnahmen. Ist es da sinnvoll, vor Instillation nochmals zu endoskopieren, um den Zustand des Urothels zu erkennen?

G. JAKSE: Wenn Sie einen Patienten haben, der eine ausgedehnte TUR hatte, würde ich ihn bis zur Beschwerdefreiheit bringen, d.h. der Patient sollte wieder eine normale Miktionsfrequenz haben: er sollte einen unauffälligen Harnbefund haben. Solange Sie einen pathologischen Harnbefund haben, d.h. eine ausgeprägte Leukozyturie, häufig von einer Erythrozyturie begleitet, müssen Sie annehmen, daß Sie eine doch ausgeprägte Zystitis haben, auch wenn sie abakteriell ist. Hier würde ich keine BCG-Therapie beginnen. Wir haben dies in unserem Protokoll relativ streng gehandhabt. 14 Tage, wenn der Patient beschwerdefrei war, bis 4 Wochen, aber der Patient mußte von seiner Resektion beschwerdefrei sein. Dies können Sie bei einem Patienten mit Carcinoma in situ jedoch manchmal nicht differenzieren. Hier müssen Sie fixe Intervalle wie 14 Tage oder 4 Wochen nehmen, aber nicht in einen ausgeprägten TUR-Befund hinein instillieren.

Rezidivprophylaxe mit BCG versus Interferon-α beim oberflächlichen Harnblasenkarzinom*

T. KÄLBLE und G. STAEHLER[1]

Einleitung

BCG ist eine weltweit etablierte Substanz zur intravesikalen Rezidivprophylaxe des oberflächlichen Harnblasenkarzinoms sowie zur Therapie des Carcinoma in situ (Cis). Das Problem der BCG-Therapie besteht in der hohen Nebenwirkungsrate mit zystitischen Beschwerden und Fieber bis hin zur systemischen BCGitis mit Todesfolge (Deresiewicz et al. 1990; Lamm et al. 1986, 1992b; Rawls et al. 1990) Das Wirkprinzip von BCG ist noch nicht in allen Einzelheiten geklärt, beruht jedoch u. a. auf einer Aktivierung des Immunsystems (Böhle et al. 1990a, b). Mit Interferon-α (IFN-α) steht ein Lymphokin zur Verfügung mit nachgewiesener in vitro- (Bahnson u. Ratliff 1988; Brouty-Boyé 1985; Grups u. Frohmüller 1988; Jakse et al. 1988; Rajala et al. 1992) und in vivo- (Bahnson u. Ratliff 1988; Borden et al. 1990) Aktivität gegenüber humanen und experimentellen Blasenkarzinomen. Insofern entschlossen wir uns zur Durchführung einer Studie zur Rezidivprophylaxe des oberflächlichen Urothelkarzinoms der Harnblase mit BCG versus IFN-α mit der Frage, ob IFN eine ähnlich gute rezidivprophylaktische Wirkung zeigt wie das BCG bei geringeren Nebenwirkungen.

---

* Beteiligte Kliniken: Krankenhaus Salem in Heidelberg (Chefarzt PD Dr. Ikinger), Städtisches Krankenhaus Pforzheim (OA Dr. Link), Urologische Ambulanz Nußbaumstraße d. Ludwig-Maximilians-Univ. München (PD Dr. Fabricius), Kreiskrankenhaus Völklingen (Chefarzt Dr. Reichert), Kreiskrankenhaus Bruchsal (OA Dr. Frangenheim, Chefarzt Dr. Weymann), Klinik Dr. Klein in Heilbronn. Statistische Auswertung: Prof. Roebruck
[1] Abteilung Urologie, Chirurgische Universitätsklinik, Im Neuenheimer Feld 110, D-69120 Heidelberg.

Patienten und Methode

78 Patienten mit Urothelkarzinomen der Harnblase der Stadien pTa G1 multilokulär oder Rezidiv, pTa G2-3, pT1 G1-3 und pTis wurden nach vollständiger Elektroresektion der Tumoren prospektiv in zwei Gruppen randomisiert. 6 Wochen postoperativ wurde eine Routinezystoskopie mit Zytologie durchgeführt und bei Rezidivverdacht nachreseziert. Patienten mit breitbasigen, multilokulären oder pT1-Tumoren wurden routinemäßig nach 2–4 Wochen einer Nachresektion unterzogen. Im Anschluß an eine negative Zystoskopie wurden bei unauffälligem Urinsediment bzw. einer sterilen Urinkultur 6 Wochen postoperativ, nach einer Nachresektion 2 Wochen postoperativ, 120 mg BCG (Stamm Connaught) in 50 ml NaCl oder 10^7 I.E. IFN-α 2b in 30 ml NaCl für 2 h intravesikal appliziert, gefolgt von 5 Instillationen in wöchentlichen, 4 in monatlichen und 2 in vierteljährlichen Abständen. Insgesamt wurden 12 Instillationen im ersten postoperativen Jahr durchgeführt, begleitet von vierteljährlichen Zystoskopie- und Zytologiekontrollen.

Die durchschnittliche Beobachtungszeit in der IFN-Gruppe betrug 25 (6–32) Monate, in der BCG-Gruppe 24 (13–31) Monate. Von 38 in die IFN-Gruppe randomisierten Patienten waren 35 auswertbar, 2 Patienten waren wegen non-Compliance, 1 Patient wegen Tod an Leberzirrhose drop outs. Von 40 BCG-Patienten waren 32 auswertbar bei 5 nebenwirkungsbedingten Therapieabbrüchen, einem Patienten mit non-Compliance, einem Patienten mit Tod an Herzinfarkt und einem Patienten mit apoplektischem Insult. Das Risikoprofil hinsichtlich der Verteilung von Staging, Grading (Abb. 1a), unilokulären, multilokulären, primären und Rezidivtumoren (Abb. 1b, 2) beider Gruppen war statistisch nicht signifikant unterschiedlich (exakter Fisher-Test).

Ergebnisse

Nach 3–27 Monaten (median 15 Monate) entwickelten 5 der 32 auswertbaren BCG-Patienten (15,6%) Rezidivtumoren, wobei 2 von 32 Patienten (6,25%) einen Progreß aufwiesen. Ein Patient hatte 15 Monate nach Elektroresektion eines multilokulären Ta G1-Rezidivtumors einen multilokulären T1 G2-Tumor mit der Folge der Zystektomie, der zweite Patient wurde 27 Monate nach Elektroresektion eines

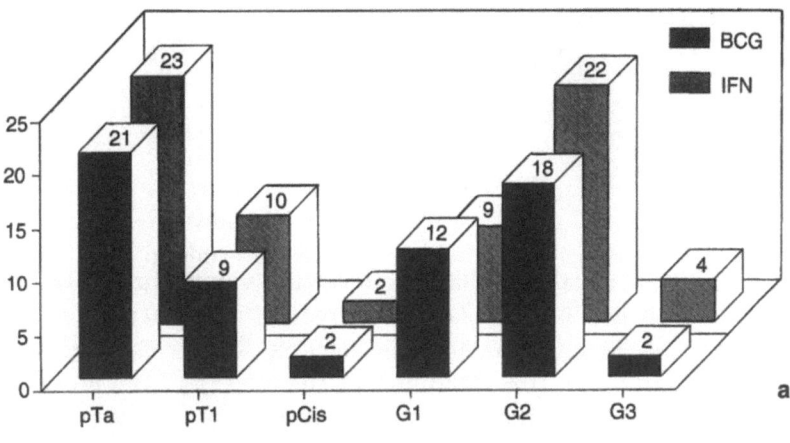
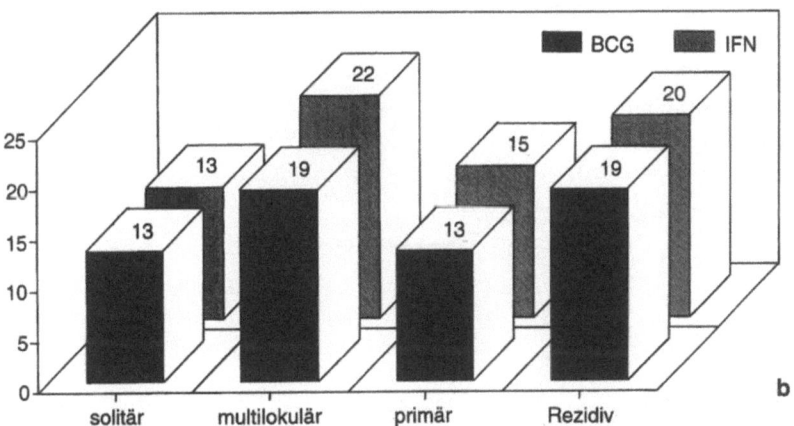

Abb. 1a,b. Risikoprofil hinsichtlich der Verteilung von Tumorstadium und Differenzierungsgrad (*a*) sowie unilokulären, multilokulären, primären und Rezidivtumoren (*b*)

Cis zystektomiert. In der IFN-Gruppe rezidivierten nach 3–21 Monaten (median 8 Monate) 21 der 35 auswertbaren Patienten (60%) mit Progreß in 4 von 35 Fällen (11,4%) (Tabelle 1). Ein Patient mit Ta G2, 1 Patient mit T1 G2 und 2 Patienten mit T1 G3-Tumoren zeigten einen Progreß hinsichtlich T- und G-Kategorie, wobei alle Tumoren bereits vor Instillationsbeginn multilokuläre Rezidivtumoren waren.

Tabelle 1. Rezidivhäufigkeit und Progreß

	Rezidiv		Progreß	
BCG	5/32	15,6%	2/32	6,25%
IFN	21/35	60%	4/35	11,4%
p	0,0003		0,675	

Die Rezidivhäufigkeit in Abhängigkeit von den verschiedenen Risikofaktoren ist in den Tabellen 2a und b dargestellt. Sowohl die Rezidivhäufigkeit insgesamt (p=0,0003) als auch die Rezidivhäufigkeit der G2- (p=0,0017), Ta- (p=0,005) und T1-Tumoren (p=0,02) waren in der BCG-Gruppe signifikant geringer als in der IFN-Gruppe (exakter Fisher-Test). Die Rezidivhäufigkeiten der Cis, G1- und G3-Tumoren waren ebensowenig statistisch signifikant unterschiedlich wie die Progreßrate beider Behandlungsarme. Die zeitabhängige Rezidivhäufigkeit als Kaplan-Meier-Funktion (Abb. 2) war statistisch signifikant unterschiedlich mit Hilfe eines modifizierten Wilcoxon-Tests.

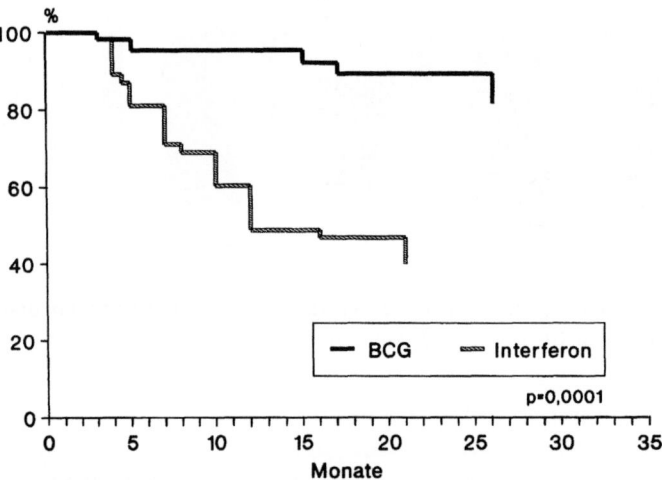

Abb. 2. Rezidivfreiheitsraten (n. Kaplan Meier)

Tabelle 2a. Rezidiv in Abhängigkeit von T-Stadium und Grading

	BCG		IFN		p
Ta	3/21	(14,3%)	13/23	(56,5%)	0,005
T1	1/9	(11,1%)	7/10	(70%)	0,02
Cis	1/2	(50%)	1/2	(50%)	
G1	3/12	(25%)	6/9	(66,7%)	0,0872
G2	1/18	(5,6%)	12/22	(54,5%)	0,0017
G3	1/2	(50%)	3/4	(75%)	0,4

Tabelle 2b. Rezidiv in Abhängigkeit von verschiedenen Risikofaktoren

	BCG		IFN	
solitär	2/13	(15,4%)	7/13	(53,8%)
multilokulär	3/19	(15,8%)	14/22	(63,6%)
primär	–	–	8/15	(53,3%)
Rezidiv	5/19	(26,3%)	13/20	(65%)

Nebenwirkungen

Die Nebenwirkungen der Patienten sind in Tabelle 3 dargestellt. In der IFN-Gruppe hatten 7 der 38 Patienten (18,4%) leichte dysurische Beschwerden mit gering vermehrtem Harndrang über 1–3 Tage, 4 von 38 (10,5%) hatten passagere Makrohämaturie und 1 Patient (2,6%) hatte zwei Tage subfebrile Temperaturen unter 38,5 °C. 6 von 40 (15%) der BCG-Patienten hatten starke dysurische Beschwerden mit Pollakisurie und imperativem Harndrang über mehr als 3 Tage, bei 18 von 40 (45%) normalisierte sich die Dysurie innerhalb von 2 Tagen. 4 von 40 der BCG-Patienten (10%) hatten Temperaturen über 38,5 °C bei 10/40 (25%) bestanden subfebrile Temperaturen bis max. 38,5 °C. Unabhängig von der Qualität der Nebenwirkungen traten Fieber (p=0,00066) und Dysurie (p=0,00018) in der BCG-Gruppe signifikant häufiger auf (exakter Fisher-Test). Ein Patient entwickelte nach 7 BCG-Instillationen eine Pneumonie und granulomatöse Prostatitis mit konsekutiver Tuberkulostatika-Dreiertherapie über insgesamt ein halbes Jahr, 1 Patient mußte ebenfalls nach 7 BCG-Instillationen wegen granulomatös verkäsender Epididymorchitis bilateral orchiektomiert werden. Inklusive dieser beiden Patienten waren insgesamt 5 nebenwirkungsbedingte Therapieabbrüche in der BCG-Gruppe zu verzeichnen nach 6, 7, 7, 8 und 10 BCG-Instillationen, wohingegen in der IFN-Gruppe keine nebenwirkungsbedingten drop outs auftraten (p=0,0549).

Tabelle 3. Nebenwirkungen

	BCG		IFN	
Dysurie	24/40	(60%)	7/38	(18,4%)
Hämaturie	12/40	(30%)	4/38	(10,5%)
Fieber	14/40	(35%)	1/38	(2,6%)
Pneumonie	1/40	(2,5%)		
granulomatöse Epididymitis	1/40	(2,5%)		
granulomatöse Prostatitis	1/40	(2,5%)		
Abbruch	5/40	(12,5%)		

Zusammenfassung

Nachdem die antineoplastische Wirkung von IFN bereits in den 60er Jahren bekannt war, dauerte es bis zur Möglichkeit der gentechnologischen Herstellung, um sie in der klinischen Onkologie in größerem Umfang einsetzen zu können. Verschiedene Autoren wiesen eine wachstumshemmende Wirkung verschiedener Interferone auf Blasenkarzinomzellinien in vitro nach (Brouty-Boyé 1985; Grups u. Frohmüller 1988; Jakse et al. 1988; Ottesen et al. 1990). Ottesen et al. (1990) beobachteten dabei eine verstärkte Expression der HLA-Antigene A, B, C und DR nach IFN-γ-Gabe mit der daraus resultierenden besseren T-lymphozytären Zellerkennung und -destruktion als eventueller Teil des Wirkmechanismus der Interferone. Sarosdy u. Kierum (1989) und Borden et al. (1990) erzielten durch IFN bzw. IFN-Inducer eine Reduktion der Blasenkarzinominzidenz sowie eine Verbesserung der Überlebenszeit beim Blasenkarzinom der Maus. Nachdem Ikic et al. (1981) über eine komplette Remission bei 6 von 8 Patienten mit rezidivierenden Blasenkarzinomen durch intraläsionale Gabe von humanem IFN-α 2×10^6 I.E. pro Tag über 3 Wochen allein oder in Kombination mit einer TUR berichteten, wurde IFN-α in verschiedenen Pilotserien beim Cis sowie zur Rezidivprophylaxe nach Elektroresektion intravesikal eingesetzt (Glashan 1990; Grainger et al. 1987; Grups et al. 1985; Höltl et al. 1991; Oliver et al. 1986; Williams 1988).

Beim Cis fanden sowohl Williams (1988) als auch Glashan (1990) eine Überlegenheit einer hohen IFN-α-Dosierung von 10^8 gegenüber 10^7 I.E. mit einer Vollremissionsrate von 42% und 43% gegenüber 3% und 5%. Bei der Rezidivprophylaxe jedoch beobachteten Höltl et al. (1991) eine nicht signifikant unterschiedliche Rezidivrate nach intravesikaler Gabe von 10^7 I.E. IFN-α, 10^8 I.E. IFN-α und Ethoglucid 1,13 g. Grainger et al. (1987) hatten in einer prospektiven Vergleichsstudie sowohl mit BCG als auch mit IFN-α 10^7 I.E. signifikant weniger Rezidive als in einer Kontrollgruppe, so daß auch wir uns zur Verwendung von 10^7 I.E. IFN-α im Vergleich zu der empirisch ermittelten und bis heute üblichen Dosis von 120 mg BCG entschlossen.

Nach einer durchschnittlichen Beobachtungszeit von 24 Monaten (6–32 Monaten) traten bei den mit BCG behandelten Patienten mit 15,6% (5 von 32) signifikant weniger Rezidive auf als bei den IFN-Patienten mit 60% (21 von 35) (p=0,0003), wobei die mediane „time to recurrence" in der BCG-Gruppe mit 15 Monaten (3–27 Monate) deutlich länger war als in der IFN-Gruppe mit 8 Monaten (3–21 Monate). Auch bei den Tumoren mit hohem Rezidivrisiko wie T1, G2, multilokulären und Rezidivtumoren war die Rezidivhäufigkeit nach BCG signifikant niedriger als nach IFN-Instillation (s. Tabelle 2a, b). Diese Ergebnisse stehen im Einklang mit der Literatur und unterstreichen die Überlegenheit einer BCG-Langzeittherapie gegenüber einem nur 6wöchigen BCG-Zyklus (Kälble et al. 1991; Lamm et al. 1992a; Lamm 1992). Gleichzeitig bestätigen unsere Zahlen den bereits in einer früheren Studie (Kälble et al. 1991) gewonnenen Eindruck, daß ein Instillationsbeginn 6 Wochen postoperativ bei BCG ausreichend und äquieffektiv ist im Vergleich zu den in der Literatur angegebenen früheren Instillationszeitpunkten. IFN-α jedoch scheint bei dem verwendeten Instillationsschema in der Dosis von 10^7 I.E. keine rezidivprophylaktische Wirkung zu haben. Eine 6%ige Rezidivhäufigkeit des oberflächlichen Blasenkarzinoms unterscheidet sich nicht wesentlich von Kontrollgruppen mit alleiniger Elektroresektion in verschiedenen Rezidivprophylaxestudien (Lamm 1992; Pagano et al. 1991; Rübben et al. 1988). Die fehlende Signifikanz der Unterschiede der Rezidivhäufigkeit beider Studienarme bezüglich Cis, G1- und G3-Tumoren dürfte in erster Linie auf die geringen Fallzahlen dieser Tumorsubklassifikationen zurückzuführen sein.

Auch die Progreßhäufigkeit von 6,25% (2 von 32) unter BCG-Therapie ist geringer als unter IFN-Instillation mit 11,4% (4 von 35), wenngleich dieser Unterschied statistisch nicht signifikant ist. Bei aller Einschränkung durch die geringen Fallzahlen kann somit auch in der vorliegenden Studie kein eindeutiger Einfluß von BCG oder IFN-α auf die Progreßrate gefunden werden, ähnlich den Ergebnissen von Rübben et al. (1988) und Kurth et al. (1989) bei Verwendung von Chemotherapeutika, bzw. von Martinez-Piñeiro et al. (1990) bei Verwendung von BCG. Sie steht somit im Widerspruch zu den Studien von Pagano et al. (1991), Herr et al. (1988) und Lamm (1992), die mit Hilfe von BCG eine signifikant niedrigere durchschnittliche Progreßrate von 14% unter BCG gegenüber 28% in verschiedenen Kontrollgruppen fanden.

Beim Vergleich der Nebenwirkungen stehen selten auftretende (18,4%) und geringe Nebenwirkungen unter IFN einer signifikanten häufigeren Nebenwirkungsrate von 60% unter BCG gegenüber. Die Rate von 60% dysurischen Beschwerden, 45% nur über maximal 2 Tage, ist geringer als die Zystitishäufigkeit von 91% in der Sammelstatistik von Lamm et al. (1986). Die Häufigkeit von Fieber, Prostatitis, Orchitis und Pneumonie (s. Tabelle 3) unterscheidet sich jedoch nicht wesentlich von der neuesten Auswertung von Lamm et al. (1992b) von 2602 BCG-Patienten.

Insofern ist die in einer früheren Arbeit (Kälble et al. 1991) gezogene Schlußfolgerung, ein BCG-Instillationsbeginn 6 Wochen postoperativ würde die Nebenwirkungsrate senken, allenfalls für die Zystitishäufigkeit zulässig. Dennoch waren die BCG-Nebenwirkungen auch bei der vorliegenden Studie insgesamt tolerabel, lediglich 2 von 40 Patienten (5%) hatten schwere, therapiebedürftige systemische Nebenwirkungen wie Pneumonie und granulomatöse Prostatitis bzw. granulomatöse Epididymorchitis.

Als Schlußfolgerung läßt sich sagen, daß mit BCG eine sehr wirksame rezidivprophylaktische Substanz zur Verfügung steht, wenngleich ein Einfluß auf die Progreßrate durch die vorliegende Studie nicht gezeigt werden konnte. Der Instillationsbeginn 6 Wochen postoperativ ist ausreichend, wobei auch ein früherer Instillationsbeginn 2–4 Wochen postoperativ keine höhere Nebenwirkungsrate erwarten läßt, möglicherweise von der Zystitisrate abgesehen. Die Ergebnisse von Pagano et al. (1991) mit einer Rezidivhäufigkeit von 26% nach Applikation von BCG in der reduzierten Dosis von 75 mg stellen einen interessanten Zukunftsaspekt zur Nebenwirkungsverringerung dar, dem durch weitere prospektiv randomisierte Studien nachgegangen werden sollte. IFN-α muß offensichtlich auch bei der Rezidivprophylaxe ähnlich wie bei der Therapie des Cis in höherer Dosierung als 10^7 I.E. und früher als 6 Wochen postoperativ, möglicherweise schon perioperativ, gegeben werden. So erzielten Ferrari et al. (1991) bei der Langzeitapplikation von 5 x 10^7 I.E. IFN-α, beginnend 3 Wochen postoperativ, eine Rezidivhäufigkeit von 24%. Gleichzeitig könnten erste in-vitro (Bahnson u. Ratliff 1988; Grups u. Frohmüller 1988; Rajala et al. 1992), in-vivo (Sarosdy u. Kierum 1989) und klinische Daten (Ferrari et al. 1991) über eine Wirkungspotenzierung von IFN und BCG bzw. Chemotherapeutika weitere interessante Ansätze liefern für neue klinische Vergleichsstudien zum oberflächlichen Harnblasenkarzinom.

Literatur

Bahnson R, Ratliff TL (1988) Effects of interferon in combination with cytotoxic drugs on mouse bladder tumor (MRT-2) growth in vitro an in vivo. J Urol 140: 656–659

Böhle A, Gerdes J, Ulmer AJ, Hofstetter AG, Flad HD (1990a) Effects of local bacillus Calmette-Guérin therapy in patients with bladder carcinoma on immunocompetent cells of the bladder wall. J Urol 144: 53

Böhle A, Nowc Ch, Ulmer AJ, Musehold J, Gerdes J, Hofstetter AG, Flad HD (1990b) Elevations of cytokines interleukin-1, interleukin-2 and tumor necrosis factor in the urine of patients after intravesical bacillus Calmette-Guérin immunotherapy. J Urol 144: 59

Borden EC, Sidky YA, Ertürk E, Wierenga W, Bryan GT (1990) Protection from carcinogen-induced murine bladder carcinoma by interferons and an oral interferon-inducing pyrimidinone, bropirimine. Cancer Res 50: 1071–1074

Brouty-Boyé D, Mogensen KE, Gresser I (1985) Effects of long-term treatment of human carcinoma cells with interferon a. Eur J Cancer Clin Oncol 21: 507–514

Deresiewics RL, Stone RM, Aster JC (1990) Fatal disseminated mycobacterial infection following intravesical BCG. J Urol 144: 1331

Ferrari P, Castagnetti G, Pollastri CA, Ferrari G, Tavoni F, Grassi D (1991) Chemoimmunotherapy for prophylaxis of recurrence in superficial bladder cancer, interferon alfa-2b versus interferon alfa-2b with epirubicin. Symposium „The current role of alpha-interferons in the treatment of bladder cancer". Madrid, Spanien 02.02.91.

Glashan RW (1990) A randomized controlled study of intravesical alfa-2b-interferon in carcinoma in situ of the bladder. J Urol 144: 658–661

Grainger R, Donovan MG, Hegarty J, Butler MR, Fitzpatrick JM (1987) A prospective randomised study of intravesical BCG and interferon in superficial bladder cancer. 4th ECCO, Madrid, Spanien, 1.–4.11.87

Grups JW, Frohmüller HGW, Ackermann R (1985) Immunological findings in patients with superficial bladder cancer during human alpha-2-interferon treatment. Urol Int 40: 301–306

Grups JW, Frohmüller HGW (1988) Antiproliferative effects of interferons against human bladder carcinoma cell lines in vitro. Urol Int 43: 265–268

Herr HW, Laudone VP, Badalament RA et al. (1988) Bacillus calmette-guérin therapy alters the progression of superficial bladder cancer. J Clin Oncol 6: 1450

Höltl W, Hasun R, Albrecht W (1991) Prospective randomized trial to evaluate high- versus low-dose interferon alpha 2b versus conventional chemotherapy in prevention of recurrence of superficial TU of the urinary bladder. Symposium „The current role of alpha interferone in the treatment of bladder cancers" Madrid, Spanien, 2.2.1991

Ikic D, Nola P, Maricic Z et al. (1981). Application of human leucocyte interferon in patients with urinary bladder papillomatosis, breast cancer, and melanoma. Lancet 9: 1022

Jakse G, Marth C, Zechner J, Daxenbichel G (1988) Antiproliferative effect of hu-interferon-gamma in 674V and J82 bladder carcinoma cell lines. Urol Res 16: 403–405

Kälble T, Möhring K, Ikinger U, Riedasch G, Staehler G (1991) Intravesikale Rezidivprophylaxe beim oberflächlichen Harnblasenkarzinom mit BCG und KLH. Urologe A 30: 118–121

Kurth KH, Sylvester R, DePauw M, Ten Kate F (1989) Intracavitary treatment of transitional cell carcinoma of the bladder: questions and lessons after 27 years of experience. Prog Clin Biol Res 310: 125

Lamm DL (1992) Long-term results of intravesical therapy for superficial bladder cancer. Urol Clin North Am 19: 573–580

Lamm DL, Stogdill VD, Stogdill BJ, Crispen RG (1986) Complications of bacillus Calmette-Guérin immunotherapy in 1,278 patients with bladder cancer. J Urol 135: 272

Lamm DL, Crawford ED, Blumenstein B et al. (1992a) Maintenance BCG immunotherapy of superfical bladder cancer: A randomized prospective southwest oncology group study. J Urol 147 (Suppl) 242

Lamm DL, van der Meijden PM, Morales A et al. (1992b) Incidence and treatment of complications of bacillus Calmette-Guérin intravesical therapy in superficial bladder cancer. J Urol 147: 596–600

Martinez-Piñeiro JA, Jemenez LJ et al. (1990) Bacillus Calmette-Guérin versus doxorubicin versus thiotepa: a randomized study in 202 patients with superficial bladder cancer. J Urol 143: 502

Oliver RTD, Waxman JH, Kwok H, Fowler CG, Mathewman P, Blandy JP (1986) Alpha lymphoblastoid interferon for noninvasive bladder cancer. Br J Cancer 53: 432

Ottesen SS, Ahrenkiel V, Kieler J (1990) Recombinant human interferon gamma exerts an anti-proliferative effect and modulates the expression of human leukocyte antigens A, B, C and DR in human urothelial cell lines. Cancer Immunol Immunother 31: 93–98

Pagano F, Bassi P, Milani C et al. (1991) A low dose bacillus Calmette-Guérin regimen in superficial bladder cancer therapy: Is it effective? J Urol 146: 32

Rajala P, Kaasinen E, Rintala E, Jauhiainen K, Nurmi M, Alfthan O, Lähde M (1992) Cytostatic effect of different strains of Bacillus Calmette-Guérin on human bladder cancer cells in vitro alone and in combination with mitomycin C and Interferon-alfa. Urol Res 20: 215–217

Rawls WH, Lamm DL, Lowe BA et al. (1990) Fatal sepsis following intravesical BCG administration for bladder cancer. J Urol 144: 1328

Rübben H, Lutzeyer W, Fischer N, Deutz FJ, Lagrance W, Giani G and members of the Registry for Urinary Tract Tumors (1988) Natural history and treatment of low and high risk superficial bladder tumors. J Urol 139: 283

Sarosdy MF, Kierum CA (1989) Combination immunotherapy of murine transitional cell cancer using BCG and an interferon inducing pyrimidinone. J Urol 142: 1376–1379

Williams RD (1988) Intravesical interferon alfa in the treatment of superficial bladder cancer. Seminars in Oncology 15 (Suppl 5): 10–13

Diskussion

D. JOCHAM: Läßt sich an der Dosis wirklich noch etwas so verändern, daß von Interferon mehr Wirkung zu erwarten ist?

T. KÄLBLE: Das ist eine Frage, die man m. E. jetzt noch nicht beantworten kann. Die Daten, die zu Beginn der Studie vorlagen, brachten keinerlei Aussage mit Ausnahme der beiden gezeigten Studien, die uns nachher auf die Dosis von 10 Mio. I.E. brachten. Mich wundert es etwas, daß ich noch keine Endauswertung der Studie von Granger/ Donovan gefunden habe. Es werden immer nur die ersten Zahlen aus dem Abstract von 1987 genannt. Eine Arbeit von Ferrari aus dem Jahr 1991 mit 50 Mio. I.E. hat immerhin nur eine Rezidivhäufigkeit von 24%. Ich denke, daß es, um die Frage der Wirkung von Interferon definitiv zu klären notwendig wäre, eine multizentrische große Studie mit einem frühen perioperativen Instillationsbeginn, mit der Dosierung von 50 Mio. I.E. möglicherweise, mit BCG oder einem Kontrollarm zu vergleichen.

D. JOCHAM: Was geschieht mit den Patienten mit der höheren Dosierung in anderen Studien bezüglich der Nebenwirkungen? Bleiben die so gering wie bei Ihnen?

T. KÄLBLE: Sie bleiben so gering. Hier gibt es auch tierexperimentelle Arbeiten, bei denen man Interferon in maximaler Steigerung gibt, max. 1 Mrd. I.E., und wenn ich dies richtig in Erinnerung habe auch bei Patienten. Man hat dabei keine höhere Nebenwirkungsrate gefunden.

A. BÖHLE: Was ist die Rationale für die frühe Instillation von Interferon?

T. KÄLBLE: Dies wurde ja beim BCG ebenfalls diskutiert. Sie sind ja maßgeblich daran beteiligt, daß man mittlerweile weiß, daß man BCG später geben kann, weil das Fibronectin, der Blasenwanddefekt, möglicherweise doch nicht so entscheidend ist. Es ist theoretisch denkbar, daß Interferon, wenn man es 6 Wochen postoperativ gibt, bei Auftreffen auf eine weitgehend intakte Mukosa keine Wirkung entfalten kann. Das ist eine Spekulation, die ich nicht untermauern kann. Es steht jedoch fest, daß bei den wenigen mir vorliegenden Arbeiten, die eine gewisse klinische Wirkung von Interferon zeigen bei bekannter guter Wirkung in vitro und in vivo, früher Interferon gegeben wurde.

A. BÖHLE: Wieviel kostet eine Instillation von Interferon, mit 1 Mrd. I.E. z.B.?

T. KÄLBLE: Mit 10 Mio. I.E. kostet eine Instillation ca. 300 DM. Bereits 50 Mio. I.E. wären horrend teuer.

D. H. J. SCHAMHART: Ist über die Stabilität Ihrer Interferonpräparation in der Blase etwas bekannt?

T. KÄLBLE: Sie meinen, ob Interferon im Urin abgebaut wird? Ich kann Ihnen nichts dazu sagen.

D. H. J. SCHAMHART: Meiner Meinung nach müssen Sie diesbezüglich absolut sicher sein, denn soviel ich weiß, ist Interferon relativ unstabil. Also geben Sie lediglich Kochsalzlösungen in die Blase.

T. KÄLBLE: Sie wissen, daß viele Leute die Interferontherapie äußerst effektiv durchführen. Es liegen Studien vor, die belegen, daß in die Blase eingeführtes Interferon z.B. die Zellaktivität sowohl in der Blasenmukosa als auch im Urin erhöht. Folglich muß es effektiv sein.

D. JOCHAM: Die Frage, ob ein T1 G3-Tumor als Erstbefund bereits eine Indikation zur radikalen Zystektomie ist oder ob im Zusammenwirken mit einer Resektion ein einmaliger Versuch einer topischen Chemotherapie oder Immuntherapie durchgeführt werden kann, ist ja nach wie vor in der Diskussion. Sie haben ein ganz klares Statement abgegeben, daß für Sie in Heidelberg T1 G3 primäre Indikation zur Zystektomie bedeutet. Ich würde Herrn Lamm bitten, daß er zu diesem Thema einen Kommentar abgibt.

D. L. LAMM: Ich glaube, daß sich die Ergebnisse von denen auf der anderen Seite des Pazifik sehr unterscheiden. Als ich San Antonio verließ, schaute sich Mike Sarosdy unsere Ergebnisse an und fand, daß die sehr guten, anfangs veröffentlichten Ergebnisse von mir bei längerer Nachbeobachtungszeit noch besser sind (Sarosdy u. Lamm 1989).

Gerade vor kurzem schaute er sich die T1-Patienten mit unterschiedlichem Differenzierungsgrad an (Cookson u. Sarosdy 1992). 91% der Patienten einschließlich derer, die eine zusätzliche 6wöchige Behandlung mit BCG benötigten, blieben tumorfrei. In der SWOG-Studie wiederum ist bei den T1-Patienten keine höhere Rezidivrate zu erkennen, und erstaunlicherweise war bei Patienten mit einem G3-Tumor die Rezidivrate sogar niedriger als bei besser differenzierten Tumoren. Sicherlich ist das Tumorstadium T1 G3 ein aggressiver Tumor, und es handelt sich hier um Hochrisikopatienten. Wenn ich allerdings einen T1 G3-Blasentumor hätte, dann verabreichen Sie mir bitte 9 BCG-Instillationen, 6 plus 3, und wenn ich darauf nicht anspreche, dann entfernen Sie bitte meine Blase.

Die BCG-Perfusion des oberen Harntraktes

V. W. Merz, G. Thalmann, D. K. Ackermann und U. E. Studer[1]

Die intravesikale Applikation von Bacillus Calmette-Guérin (BCG) ist eine wirksame und anerkannte Therapie des Carcinoma in situ der Harnblase (Brosman 1982; Herr et al. 1983; Lamm 1985; deKernion et al. 1985; Catalona et al. 1987; Ackermann et al. 1986). Obwohl Patienten mit Carcinoma in situ der Harnblase seit 1976 mit BCG behandelt werden, verbleibt der Wirkmechanismus ungeklärt. Der direkte Kontakt von BCG mit dem befallenen Urothel scheint äußerst wichtig zu sein. Die Persistenz von Carcinoma in situ im distalen Ureter oder in der prostatischen Harnröhre nach der erfolgreichen Behandlung des Cis in der Harnblase durch BCG-Instillationen spricht für einen primären topischen Effekt, welcher nur entsteht, wenn das BCG direkt mit dem Urothel in Beziehung tritt (Herr u. Whitmore 1987; Herr et al. 1986; Studer et al. 1987). Dem Fibronectin, einem dimeren Glykoprotein der Zelladhäsion, kommt in diesem Zusammenhang eine wesentliche Rolle zu (Ratliff et al. 1987).

Patienten und Methode

Zwischen Januar 1986 und Juni 1992 wurden bei 14 Patienten 18 pyeloureterale Einheiten mit BCG perfundiert. Das Durchschnittsalter betrug 70 (41–86) Jahre. Alle Patienten hatten eine lange Vorgeschichte von Urotheltumoren der Harnblase. Bei 3 von 14 Patienten wurde wegen eines muskelinvasiven Urothelkarzinoms eine radikale Zystektomie durchgeführt, in einem Fall kombiniert mit einer Urethrektomie. Einer dieser 3 Patienten hatte zudem nach der Zystektomie

---

[1] Urologische Universitätsklinik, Inselspital, CH-3010 Bern.

eine Nierenteilresektion wegen eines Nierenbeckenkarzinomes pT2 G3.

In 11 von 14 Patienten konnte die Harnblase erhalten werden. Bei 4 dieser 11 Patienten wurde eine einseitige Nephroureterektomie wegen eines muskelinvasiven Nierenbecken- oder Harnleiterkarzinoms durchgeführt. Die BCG-Therapie wurde anschließend wegen persistierenden positiven Harnzytologien der Einzelniere durchgeführt. Einer dieser 11 Patienten hatte eine Nierenbeckenteilresektion mit endoskopischer Resektion von multiplen papillären Tumoren des Harnleiters gehabt. Die Indikation zur BCG-Therapie der oberen Harnwege wurde in 4 Fällen wegen Einzelniere, in 4 Fällen wegen beidseitigem Befall und in 6 wegen Inoperabilität gestellt (Tabelle 1). Die Diagnose eines Carcinoma in situ wurde bei zystektomierten Patienten zytologisch nach forcierter Diurese gestellt. Bei den anderen Patienten wurden nach bioptischem Ausschluß eines Carcinoma in situ der Harnblase und der prostatischen Harnröhre die beiden Harnleiter getrennt mit einem Ureterkatheter Ch. 7 intubiert und Spontanurin zur zytologischen Untersuchung gesammelt. Danach wurden die Ureterkatheter zusätzlich bis ins Nierenbecken vorgeschoben, um eine Nierenbeckenspülzytologie abzunehmen. Nach zytologischem Nachweis eines Carcinoma in situ wurde in Lokalanästhesie unter Ultraschallkontrolle eine Ch-10-Nephrostomie perkutan in das entsprechende Nierenbecken eingelegt. Die Nephrostomie blieb zwischen den Behandlungen abgestöpselt. Für jede BCG-Perfusion wurde der Patient für 24 h hospitalisiert. Vor Gabe der BCG-Lösung wurde die Nephrostomie mit Kontrastmittel gefüllt, um einerseits ihre korrekte Lage im Pyelon zu überprüfen und andererseits den freien Abfluß in die Harnblase zu dokumentieren. Ebenso wurde unter Durchleuchtung ein pyelovenöser oder pyelolymphatischer Reflux ausgeschlossen.

Tabelle 1. Indikation zur BCG-Perfusion

4 Patienten	Einzelniere
6 Patienten	inoperabel
4 Patienten	beidseitiger Befall

360 mg BCG (Stamm Pasteur) wurden in 150 ml physiologischer Kochsalzlösung gelöst. Die diese Lösung enthaltende Flasche wurde beim liegenden Patienten 20 cm über dem Niveau der Niere an der Nephrostomie angeschlossen (Abb. 1). Unter Antibiotikaprophylaxe wurde nach Füllung der pyeloureteralen Einheit mit 10–15 ml der BCG-Lösung eine kontinuierliche Perfusion mit einer Geschwindigkeit von 1 ml/min unterhalten. Die Perfusion dauerte jeweils 2 h. Diese Behandlung wurde 6mal in wöchentlichen Abständen appliziert. Die Nephrostomie wurde nach einer Wartezeit von 6 Wochen nach Abnahme einer Spülzytologie entfernt. Nachkontrollen erfolgten in 6monatlichen Abständen mittels Zystoskopie und Blasenspülzytologie.

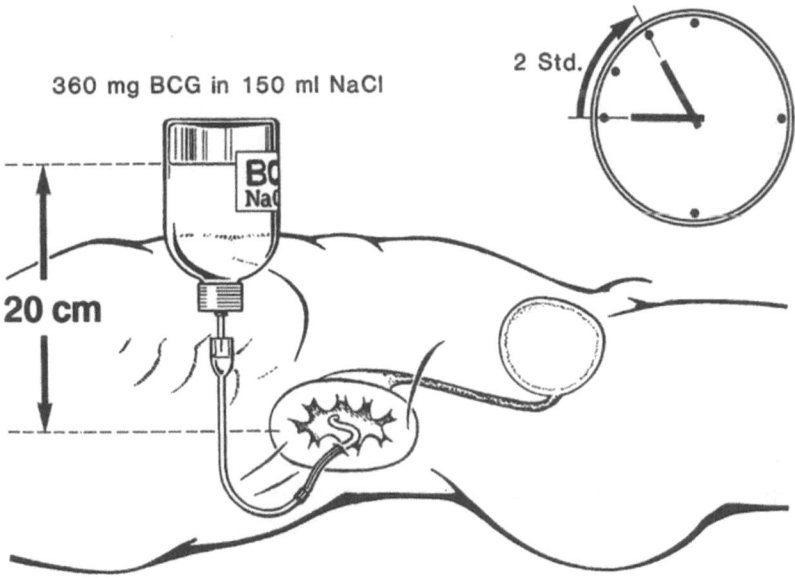

Abb. 1. Schema der BCG-Perfusion des oberen Harntraktes. Die BCG-Lösung ist 20 cm oberhalb des Nierenbeckens plaziert. Die Dauer der Perfusion beträgt 2 h.

Ergebnisse

Bei 14 Patienten wurden 18 renoureterale Einheiten mittels BCG-Perfusion behandelt. Bei einer mittleren Beobachtungszeit von 32 Monaten waren die Harnzytologien bei 10 von 18 renoureteralen Einheiten negativ. 9 von 10 Einheiten erhielten einen BCG-Zyklus, und bei 1 von 10 Einheiten mußten 2 BCG-Zyklen durchgeführt werden. In 8 von 18 renoureteralen Einheiten persistierte jedoch eine positive Zytologie. In 4 Fällen konnte ein muskelinvasives Urothelkarzinom, 2mal im Harnleiter und 2mal im Nierenbecken, nachgewiesen werden. In den übrigen 4 renoureteralen Einheiten persistierte die positive Harnzytologie, ohne daß eine faßbare Läsion gefunden werden konnte. Diese 4 Einheiten erhielten bis zu 3 BCG-Zyklen (Tabelle 2).

Tabelle 2. BCG-Perfusion der oberen Harnwege: Behandlungsergebnisse

14 Patienten mit 18 pyeloureteralen Einheiten (PE)		
n=18 PE	rezidivfrei 10 von 18 PE negative Zytologie für Cis	Rezidiv 8 von 18 PE 4 von 8 PE Persistenz einer positiven Zytologie für Cis 4 PE: 2 Nierenbeckenkarzinome 2 Ureterkarzinome

mediane Beobachtungszeit: 32 Monate

Alle unsere Patienten zeigten vergleichbare Nebenwirkungen zu jenen bei BCG-Instillationstherapie der Harnblase: Fieber bis 38,5 °C, Müdigkeit, Dysurie, Pollakisurie während 1–3 Tagen. Bei einem Patienten mußte die Therapie wegen Sepsis nach der ersten Perfusion abgebrochen werden. Es handelte sich dabei nicht um eine BCG-bedingte Sepsis, sondern um eine durch eine infizierte Nephrostomie hervorgerufene E. Coli-Sepsis. Systemische BCGitits oder granulomatöse Tumoren der Niere oder Wachstum von Uroltheltumoren entlang des Nephrostomiekanals konnten nicht beobachtet werden.

Zusammenfassung

Die erstmalige BCG-Perfusionstherapie eines Carcinoma in situ des Nierenbeckens wurde 1985 publiziert. Dabei wurde ein Patient mit einer autotransplantierten Niere und direkter pyelovesikaler Anastomose erfolgreich perfundiert (Herr 1985). Die perkutane BCG-Perfusion sollte nur in ausgewählten Fällen durchgeführt werden, so bei Patienten, welche Gefahr laufen, im Falle einer chirurgischen Therapie niereninsuffizient zu werden oder welche einen beidseitigen Befall aufweisen. Weiter können Patienten, welche aus internistischen Gründen inoperabel sind oder eine operative Therapie verweigern, von dieser Therapieform profitieren.

Die BCG-Perfusionstherapie erzeugte in unserem Patientengut keine wesentlichen akuten Komplikationen, die genannte Colisepsis ausgenommen. Der wiederholte radiologische Nachweis einer guten Drainage der pyelouretralen Einheit zur Blase bzw. dem Ileum-Conduit sowie der Ausschluß eines pyelovenösen Refluxes und ein Perfusionsdruck unter 20 cm Wassersäule sind die wichtigsten Voraussetzungen für eine komplikationslose BCG-Perfusion. Die Durchführung unter stationären Verhältnissen ist aufgrund des Risikos einer Sepsis angezeigt.

Die von uns gewählte Dosierung von 360 mg BCG in 150 ml NaCl 0,9% während 2 h perfundiert, ist nicht willkürlich. So gelingt es nämlich, analog dem Therapieschema von Morales (Morales et al. 1976) für die Harnblase (120 mg/50 ml NaCl 0,9% während 2 h intravesikal) bei kontinuierlicher Perfusion dieselbe BCG-Konzentration während 2 h im oberen Harntrakt aufrechtzuerhalten. Die Lebensfähigkeit des BCG und die Antitumor-Wirkung, welche von Stamm zu Stamm unterschiedlich ausgeprägt zu sein scheint, sind ebenfalls zu berücksichtigende Faktoren (Shapiro et al. 1983). Ob eine reduzierte BCG-Dosis weniger Nebenwirkungen erzeugt bei vergleichbarer Wirkung, ist Gegenstand einer laufenden Kontroverse.

Es ist möglich, daß große renale granulomatöse Tumormassen, welche gelegentlich nach intravesikaler BCG-Applikation beobachtet wurden, häufiger vorkommen, wenn BCG durch das Nierenbecken perfundiert wird, obwohl wir dies in unserem Patientengut nicht feststellen konnten (Schellhammer 1987; Stanisic et al. 1986). Ein Wachstum der Urothelkarzinomzellen entlang des Nephrostomiekanals konnte bisher nicht beobachtet werden. Dies trat bei 2 anderen Patienten auf, bei welchen wegen einer obstruktiver Pyelonephritis notfallmäßig eine perkutane Nephrostomie eingelegt werden mußte. Die Ursache der Obstruktion war primär nicht bekannt und stellte sich im Verlauf als invasives Urothelkarzinom heraus. Da nicht bekannt ist, ob eine Tumordissemination entlang des Nephrostomiekanals auch beim Carcinoma in situ möglich ist, sollte die Indikation zur perkutanen BCG-Perfusion sehr sorgfältig gestellt werden.

Die Möglichkeit der BCG-Perfusion mittels vesikoureteralem Reflux, erzeugt einerseits durch Resektion des Ureterostiums oder andererseits durch Einlage eines Doppel-J-Katheters, scheint uns aus folgenden Gründen zu unsicher und ungenau. Beim vesikoureteralen Reflux durch Ostiumresektion kann nicht beurteilt werden, wieviel BCG-Lösung wie lange und mit welcher Konzentration im oberen Harntrakt einwirkt. Der Doppel-J-Kathetereinlage ist entgegenzuhalten, daß unklar bleibt, wieviel BCG ohne Urothelkontakt wieder durch das Lumen des Katheters drainiert wird und ob an Stellen, wo der Katheter an der Uretermukosa anliegt, überhaupt der wichtige direkte BCG-Kontakt erfolgt.

Unsere Ergebnisse sind trotz eines kleinen Patientenguts vielversprechend. Obwohl bei operablen Patienten, vorwiegend bei einseitigem Tumorbefall, die Indikation zur radikalen chirurgischen Therapie besteht, sind wir der Meinung, daß bei nicht faßbaren radiologischen Läsionen des oberen Harntraktes eine einmalige BCG-Perfusion gerechtfertigt ist unter der Voraussetzung einer engmaschigen Nachkontrolle.

Literatur

Ackermann D, Schnyder M, Bandelier D, Studer UE (1986) Traitement des tumeurs superficielles de la vessie par le bacillus de Calmette-Guérin (BCG). J Urol (Paris) 92: 33–38

Brosman SA (1982) Experience with Bacillus Calmette-Guérin in patients with superficial bladder carcinoma. J Urol 128: 27–30

Catalona WJ, Hudson MA, Gillen DP, Andriole GL, Ratliff TL (1987) Risks and benefits of repeated courses of intravesical Bacillus Calmette-Guérin therapy for superficial bladder cancer. J Urol 137: 220–224

deKernion JB, Huang M-Y, Lindner A, Smith RB, Kaufman JJ (1985) The management of superficial bladder tumors and carcinoma in situ with intravesical Bacillus Calmette-Guérin. J Urol 133: 598–601

Droller MJ (1986) Bacillus Calmette-Guérin in the management of bladder cancer (Editorial). J Urol 135: 331–333

Herr HW (1985) Durable response of a carcinoma in situ of the renal pelvis to topical Bacillus Calmette-Guérin. J Urol 134: 531–532

Herr HW, Whitmore WF Jr (1987) Ureteral carcinoma in situ after successful intravesical therapy for superficial bladder tumors: incidence, possible pathogenesis and management. J Urol 138: 292–294

Herr HW, Pinsky CM, Whitmore WF Jr, Oettgen HF, Melamed MR (1983) Effect of intravesical Bacillus Calmette-Guérin (BCG) on carcinoma in situ of the bladder. Cancer 51: 1323–1326

Herr HW, Pinsky CM, Whitmore WF Jr, Sogani PC, Oettgen HF, Melamed MR (1986) Long-term effect of intravesical Bacillus Calmette-Guérin on flat carcinoma in situ of the bladder. J Urol 135: 265–267

Lamm DL (1985) Bacillus Calmette-Guérin immunotherapy for bladder cancer. J Urol 134: 40–47

Ratliff TL, Gillen D (1986) Requirement for thymus-dependent immune response for the inhibition of intravesical mouse bladder tumor growth. J Urol 135: 122A

Ratliff TL, Palmer JO, McGarr JA, Brown EJ (1987) Intravesical Bacillus Calmette-Guérin therapy for murine bladder tumors: initiation of the response by fibronectin-mediated attachment of Bacillus Calmette-Guérin. Cancer Res 47: 1762–1766

Schellhammer PF (1987) Letter to the Editor. Re: Intravesical Bacillus Calmette-Guérin therapy and associated granulomatous renal masses. Stanisic et al. J Urol 137: 315

Shapiro A, Ratliff TL, Oakley DM, Catalona WJ (1983) Reduction of bladder tumor growth in mice treated with intravesical Bacillus Calmette-Guérin and its correlation with Bacillus Calmette-Guérin viability and natural killer cell activity. Cancer Res 43: 1611–1615

Studer UE, Ackermann D, Schnyder v. Wartensee M (1987) Immunotherapie bei oberflächlichen Harnblasentumoren. In: Sommerkamp H, Altwein JE, Klippel KF (Hrsg) Urologische Onkologie I. Zuckschwerdt, München Bern Wien San Francisco, pp 129–135

Stanisic TH, Brewer ML, Graham AR (1986) Intravesical Bacillus Calmette-Guérin therapy and associated granulomatous renal masses. J Urol 135: 356–358

Diskussion

D. JOCHAM: In der Tat werden ja nur wenige Patienten für diese spezielle Therapieform in Betracht kommen, und somit ist dieses Krankengut, das Sie hier vorgestellt haben, sicher schon relativ umfangreich, gemessen an der insgesamt seltenen Problematik.

R. OSIEKA: Sie haben die ablative Therapie als Primärtherapie vorgeschlagen. Würden Sie nach operativer Therapie eines Tumors im oberen Harntrakt im Anschluß eine Prophylaxe mit BCG in der Blase machen oder nicht?

V. W. MERZ: Nein, wenn die Blase keine Anhaltspunkte zeigt für ein Carcinoma in situ, oder die prostatische Harnröhre, würden wir keine intravesikale BCG-Instillation zusätzlich machen.

H.-D. ADOLPHS: Wir führen seit etwa 9 Jahren bei unilokulären Tumoren des oberen Harntrakts ausschließlich eine Teilresektion durch und behandeln diesen oberen Trakt dann auch mit BCG nach. Bisher haben wir bei etwa 10–15 Patienten noch kein einziges Tumorrezidiv gesehen.

A. BÖHLE: Wir haben ebenfalls Erfahrung mit der BCG-Instillation in das obere Hohlsystem. Ich würde als eine weitere Therapiemöglichkeit vorschlagen, daß man das BCG auch über einen Ureterkatheter in das obere Hohlsystem instillieren kann. Hiermit haben wir perfusorgesteuert sehr gute Erfahrungen gemacht.

V. W. MERZ: Wir legen eine Nephrostomie, weil es für einen Patienten angenehmer ist, wenn er diesen Schlauch für 6 Wochen hat und nicht jedes Mal eine endoskopische Untersuchung haben muß.

J. JUNGINGER: Ihre Ausführungen sind für mich in einem ganz bestimmten Punkt interessant: Sie dürften doch die Ängste, BCG bei einem Reflux in die Blase zu instillieren, weitgehend ausräumen, denn Sie haben, wenn Sie das BCG in den oberen Harntrakt instillieren, eigentlich keine höheren Nebenwirkungs- bzw. Komplikationsraten, als bei intravesikaler Instillation.

V. W. Merz: Mukamel aus Los Angeles arbeitet mit Tieren. Er instillierte BCG in die Nieren von Tieren und sah weder pathologische Veränderungen noch sind Probleme aufgetreten (Mukamel et al. 1988). Meines Erachtens ist es eine sichere Therapie. Man muß jedoch sicher sein, daß der Abfluß gut ist, daß keine Stauung möglich ist, und daß der Druck bei der Perfusion nicht über 20 cm Wassersäule steigt. Sie können verschiedene Methoden anwenden, z. B. einen Druckmesser. Wir handhaben das einfacher und kalkulieren rein physikalisch, der Patient ist flach gelagert, und wir hängen die Infusionsflasche nicht höher als 20 cm über das Nierenniveau. Der wichtigste Punkt ist m. E., daß der Druck nicht höher als 20 cm Wassersäule beträgt.

P. L. Fehrmann-Zumpe: Welche zytologischen Veränderungen sehen Sie nach BCG-Therapie?

V. W. Merz: In den meisten Fällen haben die Patienten, die erfolgreich behandelt wurden, reaktive Zellen gezeigt, aber sonst keine andere Zytologie im Vergleich zu denjenigen, die erfolgreich in der Blase behandelt wurden. Wir machen bei diesen Patienten in der Nachkontrolle noch eine forcierte Diurese, so daß der obere Harntrakt gut durchspült wird, und führen 2 zytologische Untersuchungen durch, eine von der Harnblase sowie eine nach forcierter Diurese.

H.-D. Adolphs: Ich habe in meiner Bonner Zeit viele hundert Patienten auch zytologisch selbst nachverfolgt und kann nur warnen vor frühen zytologischen Beurteilungsversuchen. Man sollte 2 Monate nach Ende der Therapie abwarten und erst dann die erste zytologische Untersuchung durchführen. Alles andere ist nicht auswertbar.

V. W. Merz: Ja, wir machen dasselbe. Die Patienten haben die ersten 6 Wochen die BCG-Perfusion und dann nach 6 Wochen eine Kontrolluntersuchung. Wenn die Zytologie noch positiv wäre, würden wir weitere 3 Monate abwarten, wenn diese Zytologie sich dann bestätigen würde, würden wir endoskopieren.

D. Jocham: Herr Merz, was ist aus den 4 renalen Einheiten geworden, bei denen Sie eine Persistenz der positiven Zytologie hatten ohne Hinweis auf einen Tumor?

V. W. MERZ: Aktuell haben 3 von diesen Patienten immer noch ihre positive Zytologie. Ein Patient ist gestorben, jedoch nicht am Karzinom.

D. JOCHAM: Schließen Sie in Ihre Nachbeobachtung auch die Ureterorenoskopie mit ein? Ist das unter Umständen auch ein Entscheidungskriterium, um primär Patientenselektion zu betreiben?

V. W. MERZ: Wir ureteroskopieren nicht systematisch, sondern nur bei radiologischem Befund. Wir haben einen sehr guten Zytologen und großes Vertrauen in ihn. Wenn die Zytologie des oberen Harntrakts positiv ist, instillieren wir BCG. Meines Erachtens ist das eine sehr wichtige Frage, weil wir auf diese Weise nur aufgrund unserer sehr engen Beziehung zu unserem Zytologen vorgehen können. Er hat sehr viel Erfahrung, ohne die wir nicht so vorgehen können, sondern biopsieren müßten.

Neues zum Wirkmechanismus von BCG beim oberflächlichen Harnblasenkarzinom

A. Böhle[1]

Die intravesikale Immuntherapie des oberflächlichen Urothelkarzinoms der Harnblase mit Bacillus Calmette-Guérin (BCG) wird seit 1976 klinisch durchgeführt (Morales et al. 1976). Der wissenschaftliche Weg hierhin war nicht zufällig, sondern basierte auf ausgedehnten sorgfältigen Voruntersuchungen mehrerer Arbeitsgruppen. Aus der Fülle der zugrundeliegenden wissenschaftlichen Daten sollen deshalb zunächst einige Ergebnisse dargestellt werden, welche als Grundlage für das Verständnis weiterer aktueller Untersuchungen dienen.

In einer Reihe von Versuchen am Meerschweinchen, auf welche Hepatom-Karzinomzellen übertragen wurden, konnten Zbar und Mitarbeiter 1971 feststellen, daß die Injektion einer Mindestanzahl lebender BCG-Keime nötig war, um das Karzinomwachstum zu beherrschen. Die Injektion mußte in den Tumor erfolgen, so daß ein unmittelbarer Kontakt von BCG mit der Karzinomzelle gegeben war. Nur nach Injektion von mindestens 6mal 10^6 lebenden Keimen in vorimmunisierte Tiere und Injektion von 6mal 10^5 lebenden Keimen in nicht immunisierte Tiere kam es zur vollständigen Tumorabstoßung (Zbar et al. 1971).

In der späteren klinischen Anwendung von BCG beim Harnblasenkarzinom konnten diese Voruntersuchungen eindrucksvoll bestätigt werden. In einer klinischen Studie mit 40 Patienten, welche allesamt BCG unterschiedlicher Chargen erhielten, wurden retrospektiv erhebliche Unterschiede in der Viabilität der verwendeten Chargen festgestellt. Es hatte somit bei der Instillation eine unterschiedlich hohe Anzahl lebender Keime vorgelegen. Die Nachuntersuchungen

---

[1] Klinik für Urologie, Medizinische Universität zu Lübeck, Ratzeburger Allee 160, D-23538 Lübeck.

dieser Patienten zeigte, daß der therapeutische Erfolg in direkter Beziehung zur intravesikal gegebenen Dosis lebender BCG-Keime stand (Kelley et al. 1985).

Die Arbeitsgruppe von Zbar stellte weiterhin in ihren Tierversuchen fest, daß ein direkter Kontakt des Immuntherapeutikums mit der Tumorzelle nötig war: Eine Tumorinhibition im oben genannten Tiermodell fand nur bei direkter intratumoraler Injektion von BCG statt, nicht jedoch bei Injektion in entfernte Körperteile des Meerschweinchens. Die histologische Aufarbeitung der Präparate zeigte, daß eine erfolgreiche Antitumorreaktion mit der Entwicklung einer allergischen Reaktion vom verzögerten Typ (sog. delayed type hypersensitivity reaction, DTH) einherging (Zbar et al. 1971; Hanna et al. 1972). Auch klinisch konnte die Notwendigkeit eines direkten Kontaktes von BCG mit der tumorbefallenen Urothelschleimhaut beim Blasenkarzinom eindrucksvoll belegt werden (Herr u. Whitmore 1987): In einer klinischen Studie waren 66 Patienten mit Carcinoma in situ (CIS) der Harnblase nach einem intravesikalen Behandlungszyklus mit BCG in der Blase tumorfrei. 19 Patienten (29%) dieser Hochrisikogruppe wiesen jedoch ein Carcinoma in situ des distalen Harnleiters nach durchschnittlich 15 Monaten (13–30 Monaten) auf. Das intravesikal gegebene BCG war nicht in Kontakt mit dem prävesikalen, nicht refluxiven Harnleiter gekommen, so daß hier in unmittelbarer Nähe einer erfolgreich behandelten Harnblasenschleimhaut ein Tumorwachstum an der nicht mit BCG in Kontakt gekommenen Ureterschleimhaut zu vermerken war.

Daß die lokale Immunreaktion auf BCG mehr als nur eine unspezifische granulomatöse Entzündung darstellt, konnte von Hanna et al. 1972 dargestellt werden. Zur Induktion einer chronischen unspezifischen, granulomatösen Entzündung verabreichten die Autoren in das tumortragende Meerschwein Injektionen von Vaccinia-Virus, Oxazolon oder Terpentin. Nach Injektion eines jeden Stoffes sahen sie zwar eine granulomatöse entzündliche Reaktion, welche jedoch keinen Einfluß auf das Tumorwachstum hatte, dieses sogar in Einzelfällen beschleunigte (Hanna et al. 1972). Auch die intratumorale Injektion von Zellwandbestandteilen von BCG oder von Glykolipid-Fraktionen von S. typhi hatte im Mausmodell keine antitumorale Wirkung (Lamm et al. 1982). Lebensfähige BCG-Keime sind somit für die immuntherapeutische Wirksamkeit unabdingbar. Welche Immunzellen des Körpers sind nun an der Reaktion beteiligt? Ratliff und Mitarbeiter konnten 1987 im Tierversuch feststellen, daß die Wirkung von BCG von dem Vorhandensein von T-Lymphozyten abhängig ist. In speziellen Mausstämmen, welche durch genetische Inzucht kein T-Zell-Wachstum zeigen (sog. athymische Nacktmäuse), konnte ein Tumorwachstum in der Blase induziert werden, welches durch BCG nicht therapierbar war. Injizierte man jedoch Splenozyten, d. h. immunkompetente Zellen BCG-vorbehandelter Mäuse in diese Nacktmäuse, so zeigte sich eine vollständige Reduktion des Tumorwachstums in nahezu allen Tieren (Ratliff et al. 1987a).

Die Arbeitsgruppe um Ratliff konnte weiterhin darstellen, daß BCG sich über das Bindungsprotein Fibronectin (FN) zunächst an die Blasenwand anlagern muß, bevor eine Immunreaktion erfolgen kann (Ratliff et al. 1987b, 1988a, 1988b; Kavoussi et al. 1990): Eine dauerhafte Bindung von BCG in der Mausblase erfolgte nur dann, wenn das Urothel durch Elektrokoagulation vorgeschädigt wurde. Dies konnte einerseits durch vorherige Instillation von Fibronectin-Antikörpern in die Blase, andererseits aber auch durch Vorinkubation von BCG mit Fibronectin gehemmt werden (Abb. 1). In der normalen Mausblase

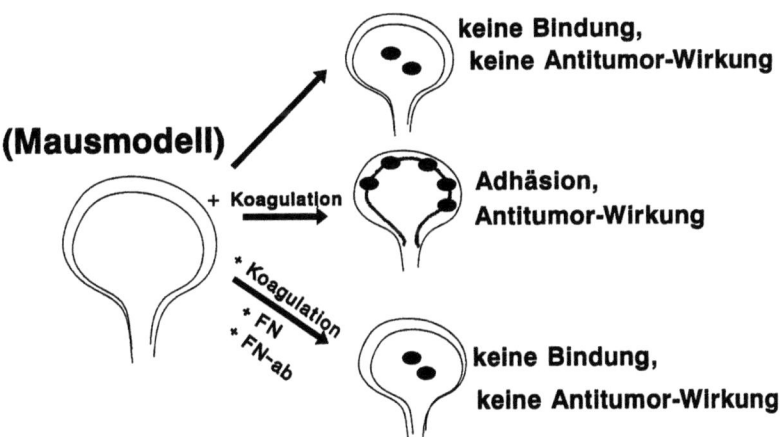

Abb. 1. Prinzip der Fibronectin (FN)-abhängigen Bindung von BCG in der Maus: Nach einmaliger Instillation von BCG nur geringe Bindung in der Mausblase. Ausgeprägte Bindung von BCG nach Koagulation der Blase. Inhibition dieser Bindung durch Vorinkubation von BCG mit FN oder Vorinstillation der Blase mit FN-Antikörpern (FN-ab).

hingegen fand eine Retention von BCG nur in sehr geringem Ausmaß statt.

Die direkte Übertragung dieser im Tierversuch nach einmaliger Instillation gewonnen Ergebnisse auf den Menschen und die Behandlung des Urothelkarzinoms der Harnblase mittels wiederholter Instillationen ist jedoch nicht ohne weiteres möglich. Hier setzten Untersuchungen unserer Arbeitsgruppe ein, welche die Diskrepanz zwischen den im Mausmodell gefundenen Ergebnissen und der klinischen Situation in vivo aufklären sollten: In diesen Untersuchungen konnten wir zunächst mittels immunhistologischer Färbung darstellen, daß Fibronectin nicht auf dem Urothel der normalen Blase und auch nicht auf Urothelkarzinomzellen exprimiert wird, während es im suburothelialen Bindegewebe reichhaltig zu finden ist (Böhle et al. 1990a) (Abb. 2).

Während im Urin gesunder Personen kein FN nachweisbar war, zeigte sich bei BCG-behandelten Patienten ein starker Anstieg dieses Bindungsproteins wenige Stunden nach der Instillation (Abb. 3), ohne daß eine Läsion der Schleimhaut nachweisbar war (Böhle et al. 1993). Als Erklärung für diese Diskrepanz zu den obengenannten Tierversuchen konnten wir darstellen, daß BCG die nach wiederholter Instillation in der Blasenwand massenhaft vorhandenen Granulozyten zur Freisetzung von Enzymen wie Elastase, Lactoferrin und Myeloperoxidase stimuliert (Abb. 4). Diese Enzyme sind wiederum in der Lage, die Blasenwand leicht „anzudauen". Zusammen mit anderen Entzündungsmediatoren bewirken sie eine „Auflockerung" des Urothels, so daß BCG möglicherweise nach primärer Bindung über FN-Brücken in das suburotheliale Stroma einwandern und hier die gewünschte immunologische Reaktion unter Bildung von Granulomen (Abb. 5) induzieren kann (v. d. Sloot et al. 1992).

Für die klinische Situation läßt sich aus diesen Ergebnissen folgern, daß eine verzögerte Instillationstherapie nach Abheilung der TUR-Wunde *nicht* zu einer verringerten Bindung von BCG führt. Der Instillationsbeginn 2–3 Wochen nach TUR ist somit ein weiterer Schritt in Richtung auf eine Reduktion von Komplikationen und Nebenwirkungen.

Neues zum Wirkmechanismus von BCG 67

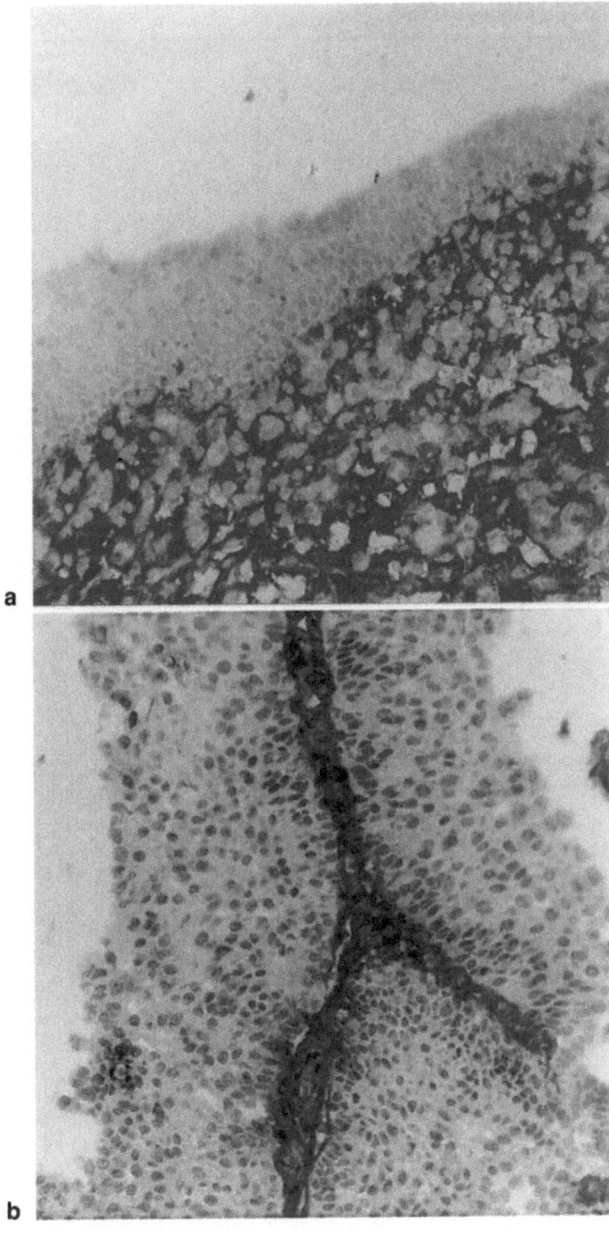

Abb. 2a, b. FN im suburothelialen Stroma der normalen Blase (**a**) und im Stroma eines papillären Blasentumors (**b**). Kein Nachweis von FN auf Urothelzellen.

68   A. Böhle

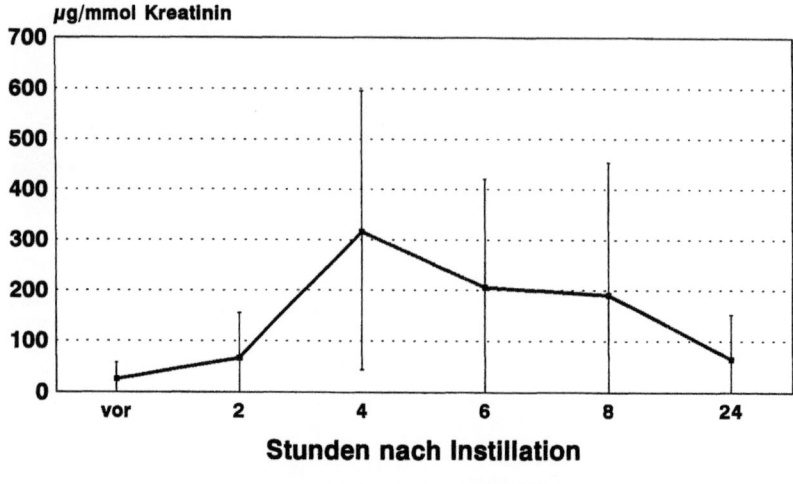

Abb. 3. Anstieg von löslichem Fibronectin im Urin von Patienten nach der 6. BCG-Instillation

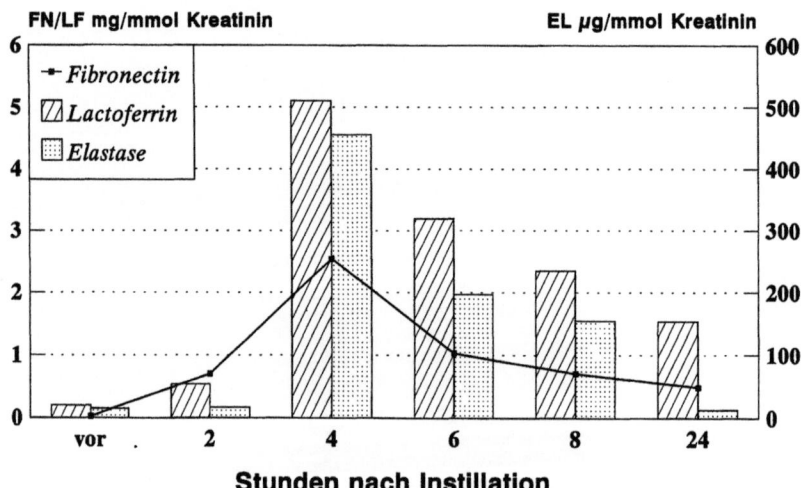

Abb. 4. Anstieg der Granulozytenenzyme Lactoferrin und Elastase parallel zum Verlauf des FN-Titers im Urin nach der 6. BCG-Instillation

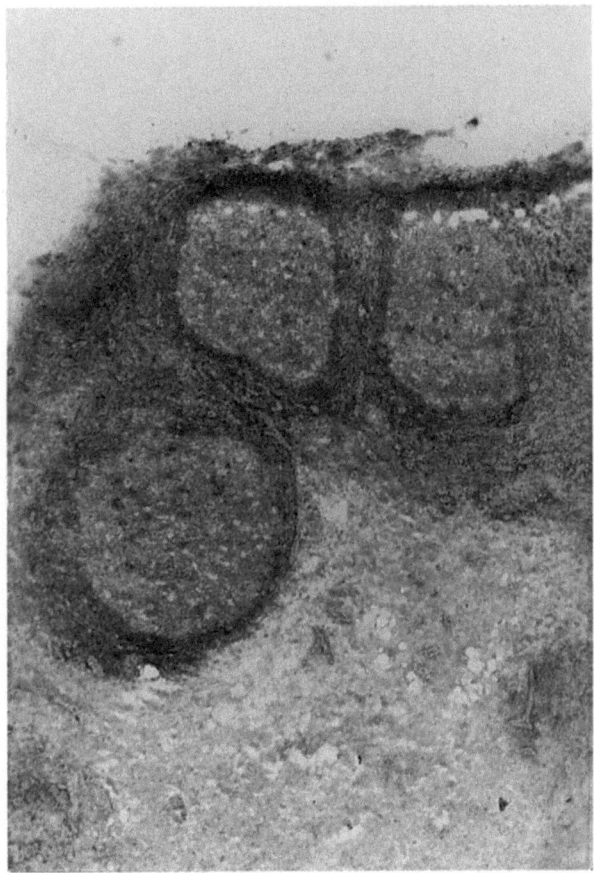

Abb. 5. Ausgeprägte Granulombildung im suburothelialen Stroma nach intravesikaler BCG-Behandlung als Zeichen der lokalen DTH-Immunreaktion

Weitere Untersuchungen unserer Arbeitsgruppe befaßten sich mit der Effektor-Seite der intravesikalen Immuntherapie: In einem ersten Schritt wurden zunächst die durch BCG induzierten Effekte in der Harnblase von Patienten dargestellt. Mittels immunhistologischer Untersuchungen konnten wir eine ausgeprägte Akkumulation von immunkompetenten Zellen in der Blasenwand feststellen (Böhle et al. 1990b)(Abb. 6).

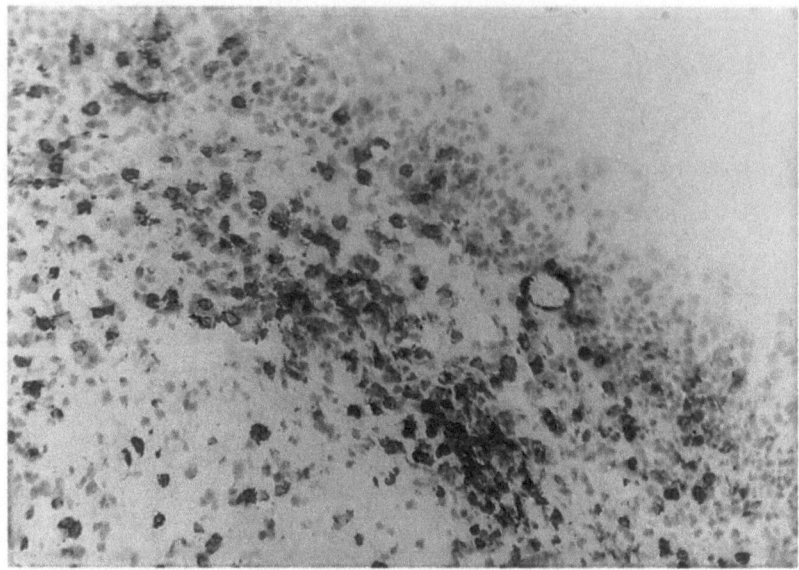

Abb. 6. Akkumulation immunkompetenter Zellen in der Blasenwand nach intravesikaler BCG-Therapie. Immunhistologische Färbung gegen Helfer-T-Zellen.

Das T-Helfer/T-Suppressor-Zell-Verhältnis verschob sich in Richtung der T-Helfer-Zellen (Abb. 7). Die Akkumulation derartiger immunkompetenter Zellen war über 1 Jahr nach einen einmaligen Zyklus BCG noch feststellbar.

In parallel durchgeführten Urinuntersuchungen konnten wir ebenfalls einen Anstieg der Zytokine, Botenstoffe dieser immunkompetenten Zellen wenige Stunden nach der BCG-Instillation nachweisen (Abb. 8), was die ausgeprägte lokale Immunaktivierung, hervorgerufen durch die BCG-Instillation, belegt (Böhle et al. 1990c).

Im nächsten Schritt unserer Untersuchungen wurden diese beobachteten immunologischen Phänomene hinsichtlich ihrer Relevanz für eine Abtötung von Blasenkarzinomzellen charakterisiert. Hierzu führten wir in-vitro-Untersuchungen mit immunkompetenten Zellen gesunder Spender durch, welche uns Aufschluß geben sollten über die zytotoxische Potenz der jeweils isolierten Effektorzelle gegen mehrere Blasenkarzinomzellinien. Wir konnten feststellen, daß das im Urin nach Instillation nachweisbare Zytokin Interleukin-2 in der Lage ist, T-Zellen so zu aktivieren, daß sie die Blasenkarzinomzellen in vitro

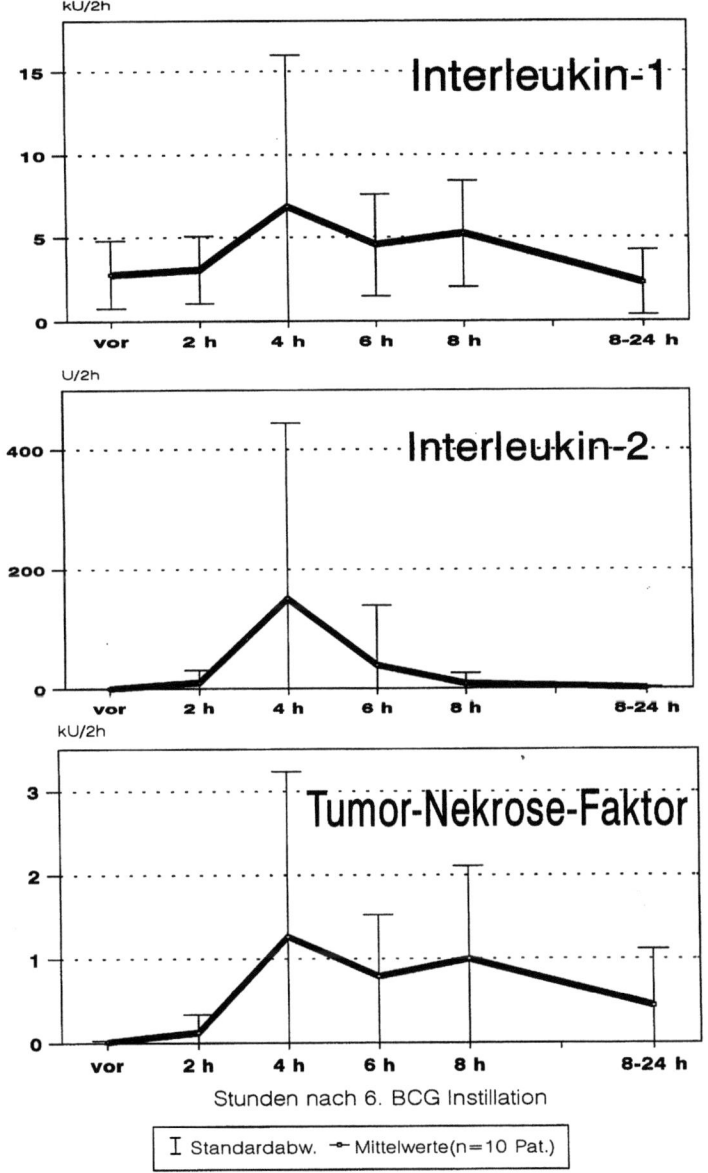

Abb. 8. Zeitlicher Verlauf der biologischen Aktivität der Zytokine Interleukin-1, Interleukin-2 und TNF im Urin nach BCG-Instillation. Maximum etwa 4 h nach der Instillation, biologische Aktivität im Urin rückläufig innerhalb von 24 h

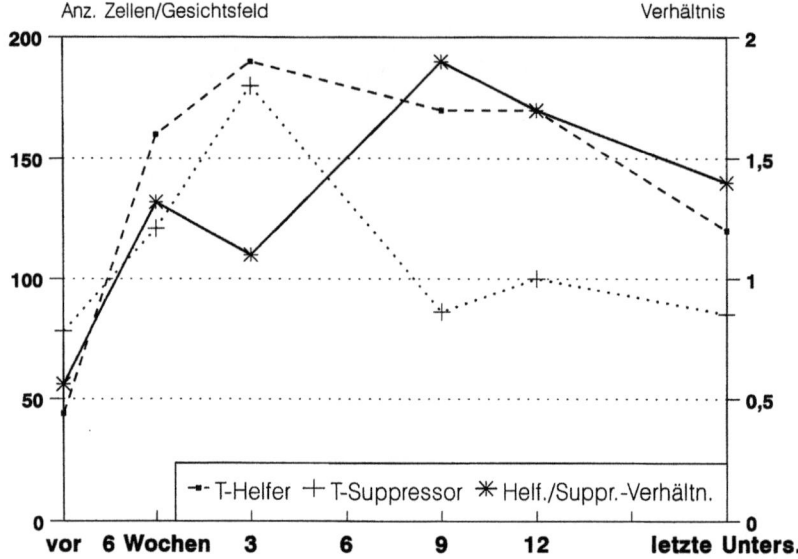

Abb. 7. Zeitlicher Verlauf der Infiltration mit T-Helfer/Inducer- und T-Suppressor/Zytotoxizitäts-Lymphozyten in der Blasenwand vor und nach einem Zyklus BCG. Das Helfer/Suppressor-Zell-Verhältnis ändert sich nach BCG zugunsten der Helfer-T-Zelle

abtöten. Ohne eine derartige Aktivierung der T-Zellen waren die Blasenkarzinomzellen resistent (Böhle et al. 1991). Das Prinzip dieser Interleukin-2-aktivierten T-Zelle ist als sog. „Lymphokin-aktiviertes-Killerzell-Phänomen" (LAK-Zell-Phänomen) aus der experimentellen Tumortherapie beim Nierenzellkarzinom bekannt (Grimm u. Rosenberg 1984). Durch den Nachweis von Interleukin-2 und T-Lymphozyten nach BCG-Therapie ist ein derartiger potenter Effektormechanismus im Bereich der Harnblase vorstellbar.

Weiterhin konnten wir darstellen, daß eine derartige Aktivierung immunkompetenter Zellen nicht nur durch Interleukin-2, sondern durch Bacillus Calmette-Guérin selbst erzielt wird. Inkubierte man nämlich Immunzellen gesunder Spender über 7 Tage mit BCG, so konnte eine nahezu gleich ausgeprägte Zytotoxizität gegen die andernfalls resistenten Urothelkarzinomzellen induziert werden. Dieses Phänomen wurde, in Anlehnung an das LAK-Phänomen, das „BCG-aktivierte-Killerzell-Phänomen" (BAK-Zell-Phänomen) genannt (Böhle et al. 1993). Interessanterweise waren abgetötete BCG-Keime nicht in der Lage, eine derartige BAK-Zell-Aktivierung hervorzurufen, was die eingangs genannten Resultate anderer Arbeitsgruppen (Kelley et al. 1985; Shapiro et al. 1983; Zbar et al. 1971) eindrucksvoll bestätigt und die Bedeutung eines Instillats mit lebenden BCG-Keimen unterstreicht.

Zusammenfassend konnten mehrere Arbeitsgruppen wichtige Erkenntnisse zur intravesikalen BCG-Therapie beitragen – die Aufklärung des Wirkmechanismus dieser Behandlung wird jedoch noch lange nicht abgeschlossen sein.

Weitere systematische Untersuchungen von BCG-induzierten immunologischen Effekten beim Patienten und die anschließende Analyse dieser Effekte in vitro hinsichtlich ihrer zytotoxischen Relevanz sind nötig und werden zur Optimierung dieser höchst effektiven lokalen Immuntherapie beitragen.

Literatur

Böhle A, Gerdes J, Nowc C, Ulmer AJ, Musehold J, Hofstetter AG, Flad H-D (1990a) Effects of local BCG therapy in patients with bladder carcinoma on phenotypes and function of monouclear cells. In: deKernion JB (Ed) Immunotherapy of urologic tumours. Churchill Livingstone, New York, pp 83–106

Böhle A, Gerdes J, Ulmer AJ, Hofstetter AG, Flad H-D (1990b) Effects of local bacillus Calmette-Guérin therapy in patients with bladder carcinoma on immunocompetent cells of the bladder wall. J Urol 144: 53–58

Böhle A, Nowc C, Ulmer AJ, Musehold J, Gerdes J, Hofstetter AG, Flad H-D (1990c) Elevations of cytokines interleukin-1, interleukin-2, and tumor necrosis factor in the urine of patients after intravesical bacillus Calmette-Guérin in immunotherapy. J Urol 144: 59–64

Böhle A, Wang M-H, Flad H-D, Ulmer AJ (1991) In vitro cellular cytotoxicity against human bladder carcinoma cell lines. In: Jocham D, Thüroff JW, Rübben H (Eds) Investigative Urology 4. Springer, Berlin, pp 131–139

Böhle A, v.d.Sloot E, Richter E, Gerdes J, Wood WG, Jocham D (1993) Binding to Fibronectin (FN) – a prerequisite step? Investigations on the role of FN in intravesical BCG immunotherapy. In: Thüroff JW, Rübben H, Rassweiler J (Eds) Investigative Urology 5. VHC Edition Medizin, Weinheim (im Druck)

Grimm EA, Rosenberg SA (1984) The human lymphokine-activated killer cell phenomenon. Lymphokines 9: 279–311

Hanna MG, Zbar B, Rapp HJ (1972) Histopathology of tumor regression after intralesional injection of mycobacterium bovis. II. Comparative effects of Vaccinia virus, oxazolone, and turpentine. J Natl Cancer Inst 48: 1697

Herr HW, Whitmore WF (1987) Ureteral carcinoma in situ after sucessful intravesical therapy for superficial bladder tumors: Incidence, possible pathogenesis and management. J Urol 138: 292-294

Kavoussi LR, Brown WJ, Ritchey JK, Ratliff TL (1990) Fibronectin-mediated Calmette-Guérin Bacillus attachment to murine bladder mucosa. Requirement of the expression of an antitumor response. J Clin Invest 85: 62-67

Kelley DR, Ratliff TL, Catalona WJ, Shapiro A, Lage JM, Bauer WC, Haaff EO, Dresner SM (1985) Intravesical bacillus Calmette-Guérin-therapy for superficial bladder cancer: Effect of bacillus Calmette-Guérin viability on treatment results. J Urol 134: 48-53

Lamm DL, Reichert DF, Harris SC, Lucio RM (1982) Immunotherapy of murine transitional cell carcinoma. J Urol 128: 1104-1108

Morales A, Eidinger D, Bruce AW (1976) Intracavitary bacillus Calmette-Guérin in the treatment of superficial bladder tumors. J Urol 116: 180-183

Ratliff TL, Gillen D, Catalona WJ (1987a) Requirement of a thymus-dependent immune response for BCG-mediated antitumor activity. J Urol 137: 155-158

Ratliff TL, Palmer JO, McGarr JA, Brown EJ (1987b) Intravesical BCG therapy for murine bladder tumors: Initiation of the response by fibronectin-mediated attachment of BCG. Cancer Res 47: 1762-1766

Ratliff TL, Kavoussi L, Catalona WJ (1988a) Role of fibronectin in intravesical bacillus Calmette-Guérin therapy for superficial bladder cancer. J Urol 139: 410-414

Ratliff TL, McGarr JA, Abou-Zeid C, Rook GAW, Stanford JL, Aslanzadeh J, Brown EJ (1988b) Attachment of mycobacteria to fibronectin-coated surfaces. J Gen Microbiol 134: 1307-1313

Shapiro A, Ratliff TL, Oakley DM, Catalona WJ (1983) Reduction of bladder tumor growth in mice treated with intravesical bacillus Calmette-Guérin and its correlation with bacillus Calmette-Guérin viability and natural killer cell activity. Cancer Res 43: 1611-1615

V.d.Sloot E, Kuster S, Böhle A, Bruan J, Wood WG (1992) Towards an understanding of the mode of action of bacillus Calmette-Guérin-therapy in bladder cancer treatment, especially with regard to the role of fibronectin. Eur J Clin Chem Clin Biochem 30: 503-511

Zbar B, Bernstein ID, Rapp HJ (1971) Suppression of tumor growth at the site of infection with living BCG. J Natl Cancer Inst 46: 831-839

Diskussion

D. H. SCHAMHART: Mich würde interessieren, ob das von Ihnen im Urin festgestellte Fibronectin – es hat übrigens die gleiche Kinektik wie Zytokine – aus dem Stroma oder aus dem Blut stammt.

A. BÖHLE: Parallel zu den dargestellten Untersuchungen nahmen wir Messungen an Enzymen vor, die ausschließlich im Serum zu finden sind. Diese Enzyme, die nur im Blut festgestellt wurden, wurden nicht im Urin nachgewiesen. Daraus ziehen wir die Schlußfolgerung, daß das im Urin nachgewiesene Fibronectin nicht aus dem Blut stammt. Es stammt auch weder von mononukleären Zellen noch von Blasenkarzinomzellen, da diese in weiteren Untersuchungen auch mit BCG inkubiert wurden und sich kein Fibronectin im Überstand feststellen ließ. Somit zogen wir die Schlußfolgerung, daß es aus dem suburothelialen Stroma stammt.

D. H. SCHAMHART: Meine nächste Frage bezieht sich auf die von Ihnen erwähnten Parameter zur Vorhersage des Therapieerfolgs. Sind wir bereits an einem Punkt angelangt, wo wir einen dieser Parameter als Kriterium heranziehen können, um den weiteren Therapieverlauf vorhersagen zu können? Können Sie sich dazu äußern?

A. BÖHLE: Es gab eine Studie von Haaff et al. – eine sehr begrenzte, kleine Studie – und diese Gruppe schloß auf eine prognostische Relevanz der Interleukin-Menge im Urin (Haaff et al. 1986). Meiner Meinung nach ist das lediglich von vorläufigem Charakter. Ich glaube nicht, daß unsere Daten ausreichen, um von der Menge Interleukin-2 im Urin nach BCG-Therapie auf einen anschließend rezidivfreien Status des Patienten zu schließen. Es gibt sehr viele Probleme beim Sammeln und Auswerten von Interleukin-2.

D. H. J. SCHAMHART: Ja, eines dieser Probleme besteht darin, daß es sehr unstabil im Urin ist.

A. BÖHLE: Es ist höchst unstabil, und daher glaube ich, daß Sie von keinem dieser Parameter auf ein Ansprechen beim Patienten schließen können, aber vielleicht wird das zukünftig möglich sein. Soviel ich weiß, arbeiten Sie bereits daran.

D. H. Schamhart: Ja, Dr. de Boer wird Ihnen heute nachmittag darüber berichten.

D. Jocham: Herr Böhle, Sie haben am Ende Ihres Vortrags in der Zusammenfassung gesagt, daß es weiterer Untersuchungen bedarf. Nun bin ich mir bewußt, daß es Geheimnisse des Labors gibt, die auch nicht preisgegeben werden sollen, aber dennoch denke ich, daß wir einen Anspruch darauf haben, daß Sie zumindest spekulieren, wo denn nun in nächster Zeit diese Grundlagenforschung hingeht und das vor allem unter dem Aspekt der klinischen Relevanz, genau das, was Herr Schamhart angesprochen hat. Haben wir schon eine Möglichkeit prospektiv zu differenzieren zwischen dem Responder und dem Nonresponder? Wo sehen Sie jetzt für die eigene Arbeit in der nächsten Zukunft den weiteren Weg?

A. Böhle: Ganz grob kann man die weiteren Projekte unterteilen in einerseits Untersuchungen zum Wirkmechanismus. Hier sind wir wie gesagt dabei, die Effektorzelle genauer zu charakterisieren. Wenn wir diese Zelle in vitro charakterisiert haben und auch ihren Aktivierungsweg so weit charakterisiert haben, daß wir sicher sind, das ist eine der BCG-aktivierten Killerzellen und das ist ihr Weg, werden wir versuchen, diese Zellen in vivo im Patienten zu quantifizieren, ob tatsächlich diese in vitro gefundene Killerzelle auch mit dem Erfolg unserer Therapie korrespondiert.

Die zweite große Schiene unserer Untersuchungen ist andererseits gut verständlich – wir sind Kliniker, und da liegt uns das Wohl und Wehe der Patienten sehr am Herzen: Es sind Untersuchungen zur Reduktion der Nebenwirkungen. Hier sehe ich einen ganz wesentlichen Forschungsansatz für die Zukunft.

Die Bedeutung der entzündlichen Reaktion bei der intravesikalen BCG-Therapie* **

E. C. DE BOER, D. H. J. SCHAMHART, TH. M. DE REIJKE, P. C. N. VOS und K. H. KURTH[1]

Die intravesikale Bacillus Calmette-Guérin (BCG)-Therapie ist eine effiziente Behandlungsmethode bei Patienten mit Carcinoma in situ (Cis) bzw. oberflächlichem papillärem Blasentumor (Herr et al. 1986; Lamm et al 1991). Ziel der BCG-Therapie ist die Beseitigung von Tumorzellen mittels immunologischer Stimulation.

Die Immunstimulation mittels BCG resultiert aus der Immunantwort des Körpers gegen diese sehr widerstandsfähigen und stark antigenen Mikroorganismen. Sowohl nicht-spezifische Reaktionen von Phagozyten (insbesondere polymorphkernige Granulozyten und in geringerem Umfang Monozyten/Makrophagen) als auch spezifische Reaktionen von Lymphozyten können aktiviert werden. Es ist bislang unklar, welche Komponenten der komplexen immunologischen Kaskade, die als Antwort auf die Abwehrmechanismen gegen BCG-Therapie begonnen wurde, für eine effiziente intravesikale BCG-Therapie erforderlich sind. Außerdem ist der die Tumorzellen eventuell beseitigende Wirkungsmechanismus unbekannt. Ratliff (1989) kam anhand der Daten aus seinen klinischen und tierexperimentellen Versuchen zu der Schlußforderung, daß die meisten zur Verfügung stehenden Erkenntnisse auf einen Immunmechanismus (d. h. einen spezifischen, durch die Lymphozyten verursachten) hindeuten, der eine wichtige Rolle bei der Wirkungsweise von BCG spielt.

Ziel dieses Kapitels ist es, die Methoden zusammenfassend darzustellen, die bislang zur Erforschung der Immunreaktion der intravesi-

---

* Übersetzung aus dem Engl. von Judith Carlen-Stief.
** Mit freundlicher Unterstützung durch Connaught Laboratories Ltd., Willowdale, Ontario, Canada.
[1] Department of Urology, University of Amsterdam, Meibergdreef 9, 1105 AZ Amsterdam, The Netherlands.

kalen BCG-Applikation beim Menschen angewendet wurden. Fernerhin wird zu einem klinischen Aspekt Stellung genommen, da die hier untersuchte Reaktion vermutlich für die Effizienz des BCG von Bedeutung ist.

PPD-Hautreaktion und Messungen im peripheren Blut

Nach der Anwendung von intravesikalem BCG kann sich bei den Patienten eine systemische Immunität gegenüber BCG einstellen, welche anhand der Mantoux-Hautreaktion gemessen werden kann, d. h. anhand der Hypersensibilitätsreaktion vom verzögerten Typ gegen gereinigte Proteinderivate (purified protein derivative (PPD)) von M. tuberculosis. Daten über eine Beziehung zwischen einer PPD-Hautreaktion und einer klinischen Wirksamkeit sind widersprüchlich. In den Fällen jedoch, wo eine Beziehung festgestellt wurde, erwies sich diese als nicht genügend fundiert, um den PPD-Test als Prognosekriterium für die Reaktion auf die BCG-Therapie zu benutzen (Torrence et al. 1988).

Ein deutliches Ansteigen der Monozyten im peripheren Blut im Anschluß an eine intravesikale BCG-Therapie soll angeblich bei einer kleinen Gruppe von Patienten (Nissenkorn et al. 1987) zur Reaktion auf die BCG-Therapie in Bezug stehen. Bislang haben keine weiteren Forschungsgruppen von Wissenschaftlern irgendwelche relevanten Parameter im peripheren Blut gefunden.

Systemische Messungen von Immunfunktionsveränderungen nach intravesikaler BCG-Therapie sind folglich von untergeordneter Bedeutung. Neueste wissenschaftliche Untersuchungen konzentrieren sich auf die lokalen Reaktionen in der Blase an der Stelle, an der Immunstimulation und Tumorzerstörung stattfinden.

Histologie der Blasenwand

Zur Untersuchung von in der Blase stattfindenden Reaktionen wurden von verschiedenen Wissenschaftlern immunhistologische chemische Studien von Blasenwandbiopsien durchgeführt. Die Induktion von mononukleären Zellinfiltraten in der Blasenwand nach intravesikaler BCG-Therapie wurde nachgewiesen. Die Zellinfiltrate, welche überwiegend in Granulomen zu finden sind, setzen sich hauptsächlich aus T-Lymphozyten zusammen, während B-Lymphozyten und Makrophagen in geringerem Umfang auftreten. Wenn Blasenbiopsien früh im Anschluß an die BCG-Instillation durchgeführt wurden (24 h), waren auch Granulozyten vorhanden. Die T-Helfer/Induktions-(CD4+)Zellen sind im allgemeinen stärker vertreten als T-Suppressor/zytotoxische Zellen. Die BCG-induzierten Infiltrate weisen HLA-DR und Interleukin-2-Rezeptoren auf, was einen aktivierten Status der T-Zellen anzeigt. Böhle et al. (1991) zeigten mittels Immunhistochemie eine verlängerte Produktion von Zytokinen durch die langfristig bestehende zelluläre Infiltrate in der Blasenwand auf.

Weiterhin könnte die lokale BCG-Anwendung Änderungen der Oberfläche der Urothelzellen hervorrufen. Die Induktion von HLA-DR Molekülen auf Urothelzellen wurde beschrieben (Böhle et al. 1990; Prescott et al. 1992). Da HLA-Moleküle benötigt werden, um Antigene den T-Lymphozyten zu präsentieren, mag dieses Phänomen eine Rolle in den BCG-vermittelten immunologischen Reaktionen spielen.

Die prognostische Bedeutung des Auftretens von Granulomen in Blasenbiopsien ist nicht geklärt. Wahrscheinlich ist deren Sensibilität für den individuellen Patienten zu gering (Torrence et al. 1988). Orihuela und Herr (1990) versuchten, die lokale entzündliche Reaktion durch die Erfassung der zystistischen Beschwerden nach der BCG-Instillation zu quantifizieren. Ähnlich dem Vorhandensein von Granulomen wurde auch hier eine nicht-spezifische Korrelation mit der Tumorantwort gefunden.

Leukozyten im Urin

Als einfache, nicht-invasive Alternative zu bioptischen Studien der Blasenwand wurden die im Anschluß an die BCG-Therapie im Mittelstrahlurin der Patienten vorhandenen Leukozytenzahlen untersucht. In Urinproben, die 4 h nach Instillation gewonnen wurden, war ein Ansteigen der Leukozyten zu verzeichnen, was auf eine entzündliche Reaktion bereits bei der ersten BCG-Instillation hindeutet (Abb.1). Diese Reaktion scheint nach der sechsten BCG-Instillation stärker zu sein. Bei der Mehrzahl der im Urin nach wiederholter BCG-Instilla-

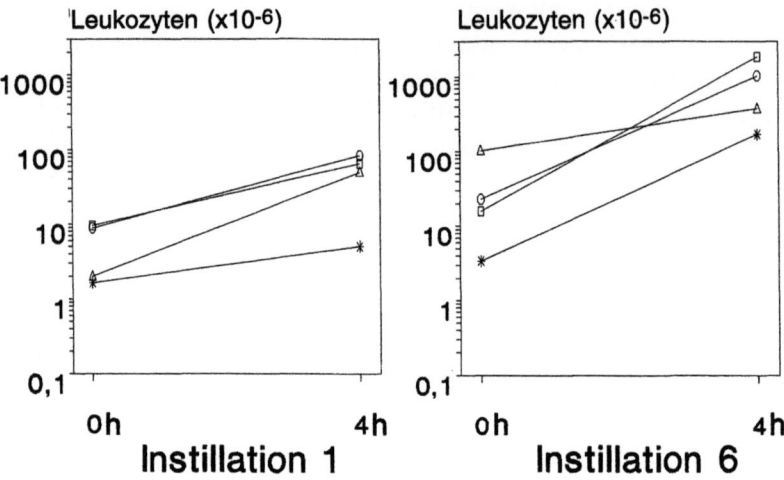

Abb. 1. Erhöhte Leukozytenzahl im Urin nach BCG-Instillation bei 4 Patienten

tion festgestellten Leukozyten handelte es sich um Granulozyten, die für die nicht-spezifische entzündliche Reaktion auf BCG verantwortlich sind. Anhand von Flow-zytometrischen Untersuchungen dieser Leukozyten wurde nachgewiesen, daß das Verhältnis zwischen Lymphozyten-Subpopulationen im Urin (de Boer et al. 1991) mit den Gegebenheiten, welche durch die Immunhistochemie der Blasenwand (s. oben) beobachtet wurden, vergleichbar ist. Die Flow-zytometrische Untersuchung bietet die Möglichkeit, Veränderungen der lymphozytären Subpopulationen in der Blasenwand während der 6wöchigen BCG-Therapie zu steuern (unveröffentlichte Ergebnisse).

Die prognostische Signifikanz dieser Analyse und die funktionelle Bedeutung des Auftretens verschiedener Leukozyten-Subtypen für die Antitumorreaktion muß noch nachgewiesen werden.

Bestimmungen von Zytokinen und Albumin im Urin

Die Aktivierung lokaler immunologischer Vorgänge durch die intravesikale Instillation von BCG wurde im Urin der Patienten durch die Entdeckung von Zytokinen aufgezeigt. Zytokine sind Proteine, die als

Die Bedeutung der entzündlichen Reaktion bei der BCG-Therapie 81

Kommunikationssignale zwischen Zellen agieren. Die Induktion der Zytokine Interleukin (IL) 1, IL 2, IL 6, Interferon und dem Tumor-Nekrose-Faktor wurde bereits berichtet (Böhle et al. 1990; de Boer 1991; Prescott et al. 1990; Ratliff et al. 1986; Schamhart et al. 1992). Die Bestimmung der Immunantwort auf intravesikales BCG mittels Zytokinmessung im Urin ist gegenüber bereits erwähnten Parametern möglicherweise vorteilhafter, da sie die lokale Antwort der gesamten Blase widerspiegelt. Während des ersten 6wöchigen BCG-Instillationszyklus wurden Zytokine im Urin nach wiederholten BCG-Instillationen induziert (Abb.2). Nach wieviel BCG-Instillationen die Zytokine im Urin ansteigen, hängt vom jeweiligen Patienten ab. Bei einigen Patienten wurde eine Zytokininduktion nicht beobachtet.

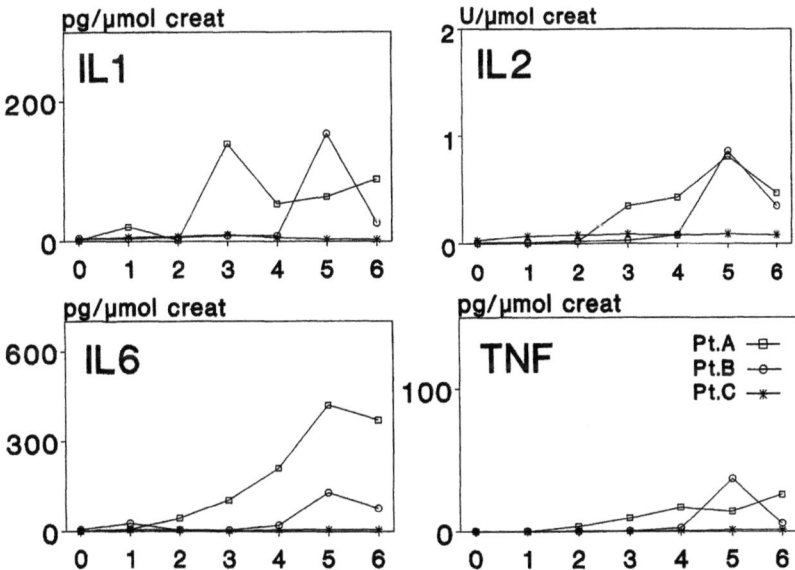

Abb. 2. Zytokinkonzentration im Urin während der 6wöchigen BCG-Instillation. Es wurden an 3 repräsentativen Patienten die höchsten Zytokinkonzentrationen nach Installation in seriell gewonnenen Urinproben bestimmt

Bezüglich des Vorhersagewertes der Zytokine im Urin für die klinische Wirksamkeit bei Patienten geht aus unseren gegenwärtigen Daten über 23 mit BCG behandelten Patienten hervor, daß ein Fehlen der

Zytokininduktion im Urin von prognostischem Wert für ein frühes Wiederauftreten der Krankheit ist, d. h. für eine Rezidivwahrscheinlichkeit des Tumors 3 oder 6 Monate nach Therapiebeginn (Abb.3).

	IL2 pos	IL2 neg	
R	8	2	10
NR	6	7	13
	14	9	23

Abb. 3: Vorhersagewert von Interleukin 2 im Urin für das Ansprechen einer 6wöchigen BCG-Behandlung; R Responder (> 6 Monate tumorfrei), NR Nonresponder

In jüngsten Veröffentlichungen berichteten wir von einem Anstieg von Albumin im Urin bei Patienten mit oberflächlichem Blasenkarzinom, die sich einer intravesikalen BCG-Behandlung unterzogen (de Boer et al. 1993). Diese Untersuchungen wurden aufgrund von zwei Vermutungen in die Wege geleitet. Erstens vermutete man, daß eine Extravasation von Serumalbumin ein Ergebnis der BCG-induzierten Hypersensibilitätsreaktion vom Spättyp in der Blasenwand sei. Zweitens wäre ein Auftreten von Albumin im Urin möglich, da Zytokine auch im Urin auftreten, obgleich sie wahrscheinlich suburothelial durch infiltrierende Leukozyten produziert werden. Ein Anstieg von Albumin im Urin schien mit einem Ansteigen der Zytokine im Urin nach BCG-Therapie einherzugehen. Das Vorhandensein von Albumin im Urin deutet auf eine Durchlässigkeit der Blasenwand nach wiederholten BCG-Instillationen. Im Gegensatz zu den Zytokinen erwies sich Albumin als äußerst stabil im Urin (Ergebnisse nicht dargestellt), und die Untersuchungsmethode ist relativ einfach und preiswert. Daher kann die Bestimmung in den meisten Krankenhäusern erfolgen, wodurch die Möglichkeit der Albuminbestimmung im Urin als ein Kriterium zur Früherkennung von Patienten möglich ist, die nicht auf die Therapie ansprechen.

Zusammenfassung

Wenn man die aktuellen Ergebnisse zusammenfaßt, scheint die lokale Immunantwort auf die intravesikale BCG-Therapie wichtig für die antitumorale Wirksamkeit zu sein. Das BCG-Therapieschema ist überwiegend empirisch festgelegt, und fundiertes Wissen über eine optimale zeitliche Terminierung der Immunstimulation und der Antitumoraktivität ist gering. Momentan führen die meisten Urologen zunächst 6 wöchentliche BCG-Instillationen durch. Während für einige Patienten diese 6wöchige Behandlung bereits eine Übertherapie darstellt, kann für andere Patienten eine fortgesetzte Behandlung notwendig sein, um die beabsichtigte Immunantwort mit möglicherweise konsekutiver Antitumorreaktion zu induzieren.

Hinsichtlich der die Wirksamkeit der intravesikalen BCG-Therapie bestimmenden Faktoren empfiehlt es sich besonders, eine ausreichende Dosis von lebenden Mykobakterien zu verwenden (Kelley et al. 1985). Daher sollten Urologen besonders während der anfänglichen BCG-Instillation vorsichtig sein bei der prophylaktischen Verwendung von Tuberkulostatika, wie z. B. Isoniazid, um die Nebenwirkungen von intravesikalem BCG zu verringern (de Boer et al. 1992).

Bei einer Untergruppe von Patienten zeigt sich ein Tumor, der nicht auf eine BCG-Behandlung anspricht. Somit ergibt sich die Notwendigkeit, prognostische Faktoren mit einer ausreichenden Spezifität zu ermitteln, um ein Nichtansprechen früh zu erkennen und somit mittels alternativer therapeutischer Behandlungen einer weiteren Progression zuvorzukommen.

Eine optimale Nutzung der Therapie kann, abgesehen von anderen Möglichkeiten (de Boer 1991), wahrscheinlich durch eine individuelle Anpassung des Therapieschemas erreicht werden, z. B. durch wöchentliche BCG-Instillationen, bis eine immunologische Antwort gesichert ist. Um dieses Ziel zu erreichen, sind Zytokine bzw. Albumin im Urin mögliche prognostische Faktoren.

Die Effizienz der BCG-Therapie kann zwar auf diese Weise wahrscheinlich verbessert werden, aber es bleibt dennoch eine Gruppe von klinisch nicht ansprechenden Patienten trotz eingetretener Immunreaktion auf intravesikales BCG. Dies mag auf intrinsische Ursachen des jeweiligen Tumors zurückzuführen sein. Es sollte betont werden, daß zum gegenwärtigen Zeitpunkt die Reaktion auf BCG gemessen wird, um diese Patienten zu unterscheiden, obgleich die tatsächliche Reaktion gegen den Tumor Gegenstand der Messung sein sollte. Zur Messung dieser Antitumorreaktion ist es jedoch notwendig, den tatsächlichen antitumoralen Mechanismus der intravesikalen BCG-Therapie bei oberflächlichem Blasentumor noch weiter aufzuklären.

Literatur

Böhle A, Busemann E, Gerdes J, Flad HD, Jocham D (1991) Immunhistologischer Nachweis von Zytokinen in der Blasenwand nach BCG – eine Langzeituntersuchung. Z Urol Poster 4: 209–210

Böhle A, Gerdes J, Ulmer AJ, Hofstetter AG, Flad HD (1990) Effects of local BCG therapy in patients with bladder carcinoma on immunocompetent cells of the bladder wall. J Urol 144: 53–58

Böhle A, Nowc C, Ulmer AJ, Musehold J, Gerdes J, Hofstetter AG, Flad HD (1990) Detection of urinary TNF, IL 1, and IL 2 after local BCG immunotherapy for bladder carcinoma. Cytokine 2: 175–181

de Boer EC (1991) Local immunopotentiation after intravesical BCG therapy for superficial bladder cancer. Thesis, Rijksuniversiteit te Utrecht, Utrecht

de Boer EC, de Jong WH, van der Meijden APM et al. (1991) Presence of activated lymphocytes in the urine of patients with superficial bladder cancer after intravesical immunotherapy with bacillus Calmette-Guérin. Cancer Immunol Immunother 33: 411–416

de Boer EC, Steerenberg PA, van der Meijden APM et al. (1992) Impaired immune response by insoniazid treatment during intravesical BCG administration in the guinea pig. J Urol 148: 1577–1582

de Boer EC, de Reijke TM, Schamhart DHJ, Vos PCN, Kurth KH (1992) Increased urinary albumin indicating urothelial leakage following intravesical BCG therapy for superficial bladder cancer. Urol Res 21: 423–427

Herr HW, Pinsky CM, Whitmore WF Jr, Soganiu PC, Oettgen HF, Melamed MR (1986) Long-term effect of intravesical bacillus Calmette-Guérin on flat carcinoma in situ of the bladder. J Urol 135: 265–267

Kelley DR, Ratliff TL, Catalona WJ et al. (1985) Intravesical BCG therapy for superficial bladder cancer: effect of BCG viability on treatment results. J Urol 143: 48–53

Lamm DL, Blumenstein BA, Crawford ED et al. (1991) A randomized trial of intravesical doxorubicin and immunotherapy with bacillus Calmette-Guérin for transitional-cell carcinoma of the bladder. N Engl J Med 325: 1205–1209

Nissenkorn I, Lavie G, Keisari Y, Leib Z, Vilcovsky H, Servadio C (1987) Value of monocyte activation in patients with superficial transitional cell carcinoma of bladder treated with BCG. Eur Urol 13: 246–250

Orihuela E, Herr HW (1990) Correlation between intravesical BCG toxicity and tumor response in patients with superficial bladder cancer. J Urol 143: 341 A

Prescott S, James K, Hargreave TB, Chisholm GD, Smyth JF (1992) Intravesical Evans strain BCG therapy: quantitative immunohistochemical analysis of the immune response within the bladder wall. J Urol 147: 1636–1642

Prescott S, James K, Hargreave TB, Chrisholm GD, Smyth JF (1990) Radioimmunoassay detection of interferon-gamma in urine after intravesical Evans BCG therapy. J Urol 144: 1248–1250

Ratliff TL, Haaff EO, Catalona WJ (1986) Interleukin 2 production during intraversical Bacillus Calmette-Guérin therapy for bladder cancer. Clin Immunol Immunopathol 40: 375–379

Ratliff TL (1989) Mechanisms of action of intravesical BCG for bladder cancer. Progr Clin Biol Res 310: 107–124

Schamhart DHJ, Kurth KH (1992) BCG treatment of superficial bladder cancer: prognostic cytokines and improvement of therapy. Aktuel Urol (in press)

Schamhart DHJ, Kurth KH, de Reijke ThM, Vleeming R (1992) BCG treatment and the importance of an inflammatory response. Urol Res 20: 199–203

Torrence RJ, Kavoussi LR, Catalona WJ, Ratliff TL (1988) Prognostic factors in patients treated with intravesical Bacillus Calmette-Guérin for superficial bladder cancer. J Urol 139: 941–944

Diskussion

D. JOCHAM: Frau de Boer, was Sie uns in Ihrem Beitrag gezeigt haben, weist ja in die Richtung einer individualisierten Behandlung. Bislang hätte ich auf die Frage „Stört Isoniazid die BCG-Wirkung auf den Tumor?" aufgrund meiner persönlichen Information geantwortet: „Nein, das tut es nicht." Müssen wir diese Information revidieren, haben Sie hierfür vom Tierversuch her und von Ihrer Kenntnis der Literatur andere Erkenntnisse, oder können wir weiterhin davon ausgehen, daß die Isoniazid-Therapie den BCG-Effekt nicht stört?

E. C. DE BOER: Es wird behauptet, daß Isoniazid keinen Effekt hat auf die Antitumoraktivität in Tiermodellen. Es gibt jedoch ein wichtiges Modell bei Meerschweinchen: Wird BCG in den Tumor gegeben, wird das Meerschweinchen immun für den eigenen Tumor. In diesem Modell ist beschrieben, daß unter INH mehr BCG für den gleichen Tumoreffekt benötigt wird als ohne INH. Dies ist vielleicht ein Anhaltspunkt dafür, daß Isoniazid einen negativen Einfluß auf die Antitumoreffektivität von BCG im Tiermodell hat.

A. BÖHLE: Frau de Boer, Sie haben gezeigt, daß es sowohl im Tierversuch als auch bei dem ersten Patienten so ist, daß INH die immunologische Reaktion verringert. Es gibt nun, wie Sie auch gesagt haben, eine Studie der EORTC, die INH mit der BCG-Therapie zusammen verabreicht. Ich möchte davor warnen, Patienten, ohne daß sie Nebenwirkungen haben, außerhalb einer solchen Studie mit INH zu behandeln.

D. JOCHAM: Was ja das Statement von Herrn Jakse nur unterstützt. Aber, Frau de Boer, würden Sie das genauso sehen?

E. C. DE BOER: Ja, ich bin vollkommen einverstanden damit.

D. H. J. SCHAMHART: Glauben Sie, daß es schon an der Zeit ist, zweiarmige Studien zu diskutieren? Ein Behandlungsarm, den ich gerne als statisch bezeichnen würde: Die schematische BCG-Therapie mit 6 Instillationen, das ist alles. Möglicherweise sind 6 Instillationen pro Patient zu viel. Ein anderer, flexibler Behandlungsarm, bei dem Sie Ihre immunologischen Parameter zur Steuerung des Therapieverlaufs verwenden und diese Ergebnisse benutzen, um das Therapieschema während des Behandlungsverlaufs anzupassen?

E. C. DE BOER: Ich glaube, die Zytokinbestimmung im Urin ist nicht einfach genug und kein guter Parameter um während eines BCG-Instillationszyklus die Therapie anzupassen. Dies ist wahrscheinlich kein guter Parameter, um die BCG-Therapie anzupassen. Eventuell wird Albumin eine Alternative sein. Wir haben bisher jedoch noch nicht genügend Patienten untersucht, um näheres darüber aussagen zu können.

A. BÖHLE: Sie haben gezeigt, daß es zunächst eine unspezifische entzündliche Reaktion geben muß und anschließend erst die immunologische Reaktion zu sehen ist. Ist es nun schon so weit, daß wir sagen können, die unspezifische entzündliche Reaktion muß bis zu einem bestimmten Grad erfolgen? Haben wir hier irgendwelche meßbaren Parameter für die anschließend erfolgende immunologische Reaktion? Oder seitens des Patienten gefragt: Muß der Patient erst Schmerzen haben oder die zystitische Symptomatik spüren, bevor er eine immunologische Reaktion aufbauen kann, oder tritt diese Immunantwort möglicherweise schon vor Auftreten der Nebenwirkungen auf?

E. C. DE BOER: Ich glaube, es ist sehr schwirig, einen Unterschied zwischen der unspezifischen und der spezifischen Reaktion zu machen. Aus meinen Daten kann ich nicht vorhersagen, ob bei einem Patienten eine spezifische Reaktion auftritt. Wir hatten bisher noch nicht genügend Patienten.

D. JOCHAM: Frau de Boer, Herr Böhle hatte uns in seinem Beitrag gezeigt, daß das IL-2 nur sehr kurzfristig nachweisbar ist. Sie haben das ergänzt durch den Hinweis, daß es auch noch thermolabil ist, was möglicherweise die Bestimmung beeinflußt. Herr Böhle hat uns auch gezeigt, daß eine alleinige Applikation von IL-2 bei Tumorzellen keine Abtötung im Zellkulturversuch bewirkt. Sie haben nachgewiesen, daß unter INH der IL-2-Spiegel supprimiert wird, während z. B. IL-6 weiter steigt. Welche Rolle spielt das IL-2 überhaupt? Kann man hier schon Aussagen machen, oder ist das nur Ausdruck einer unspezifischen Reaktion? Wenn das so ist, wie ist demgegenüber z. B. der Verlauf der IL-6-Spiegel zu beurteilen? Ist dies ein geeigneter Parameter für eine direkte Korrelation zwischen BCG-Wirkung und dem klinischen Effekt oder ist es noch zu früh, derartige Aussagen zu machen?

E. C. DE BOER: Wie ich bereits sagte: Wenn Interleukin-2 im Urin erhöht ist, zeigen auch die beiden anderen Interleukine und Tumornekrosefaktor erhöhte Werte. Nur bei einem Patienten, der INH bekam, war dies anders, wobei ein Zufall nicht auszuschließen ist. Wir müssen auch hier mehr Patienten untersuchen. Aber ich habe auch gezeigt, daß die Patienten, bei denen keine immunologische Reaktion stattfindet, d. h. kein Interleukin-2 im Urin nachweisbar ist, eine größere Chance für ein Rezidiv haben. Interleukin-2 sagt etwas über die immunologische, die spezifische Reaktion aus.

D. JOCHAM: Der letzte Punkt ist sehr wichtig. Haben Sie für die anderen Interleukintypen, z.B. für IL-6, auch untersucht, ob hier eine entsprechende Korrelation vorhanden ist?

E. C. DE BOER: Ja, es besteht etwa dieselbe Korrelation wie für IL-2. Es gibt einige Patienten, bei denen wir IL-2 messen und kein IL-6, oder IL-6 und kein IL-2, was sich statistisch sehr stark auswirkt, da die Patientengruppe sehr klein ist. Die besten Daten waren für IL-2, wie ich gezeigt habe.

D. JOCHAM: Waren die Patienten, bei denen Sie gezeigt haben, daß überhaupt keine Reaktion erfolgte, dann auch diejenigen, die in die Gruppe der Nonresponder fielen? Sie hatten einen Kurvenverlauf gezeigt: 3 Patienten, unterschiedliche Reaktionen über die Zeit, bei einem Patienten keinerlei Reaktion. War dieser Patient denn auch einer aus der Gruppe der Nonresponder?

E. C. DE BOER: Ja. Das war ein solcher Patient.

D. JOCHAM: Meines Erachtens sollten wir dieses hochinteressante Thema, das möglicherweise ein Ansatz für eine Voraussage bezüglich der Reaktionsfähigkeit ist, dennoch hier abbrechen, da wir hier sehr in den Bereich der Spekulation kommen.

R. GROH: Korreliert die Dauer des Nachweises von Granulominfiltraten in der Blasenwand in irgendeiner Weise mit der Dauer einer antitumoralen Aktivität? Es wäre ein ganz einfach zu handhabender Parameter, die Blasenwand zu biopsieren und daran die Ansprechdauer zu messen.

E. C. DE BOER: Ich persönlich habe noch keine Immunhistologie gemacht, aber Dr. Böhle hat mehr davon gemacht.

A. BÖHLE: Aus der Gruppe von Catalona gibt es eine Arbeit (Kelley et al. 1986), in der die Granulombildung mit dem Tumor-Response korreliert wurde. Nachdem es in der ersten Publikation eine positive Korrelation gab, konnte langfristig keine Korrelation mehr in einer zweiten Publikation nachgewiesen werden (Torrence et al. 1988). Ich persönlich habe allerdings den Eindruck, daß die Granulombildung mit dem Ausmaß der Immunantwort korreliert. Die Patienten, die wir sorgfältig und langfristig immunhistologisch untersucht haben, hatten alle Granulome. Von ihnen hatte bisher jedoch keiner ein Rezidiv.

Fragen und Antworten:
Allgemeine Diskussion mit dem Auditorium

FRAGE: Welche Instillationstechnik, um Schleimhautläsionen zu vermeiden? Wie häufig sollten harnzytologische Kontrollen durchgeführt werden? Welche speziellen Empfehlungen geben Sie für die Instillationstechnik?

D. L. LAMM: Ich glaube, daß es wichtig ist, eine zu frühe BCG-Instillation zu vermeiden. Es liegen einige begründete Hinweise vor, die besagen, daß mit einer früheren Chemotherapie ein besseres Ansprechen erreicht wird als mit einer verzögerten. Es spricht hingegen nichts dafür, daß eine frühe BCG-Verabreichung die Ansprechrate verbessert. Sie erhöht jedoch ganz deutlich die Toxizität. Daher ist es wichtig, mindestens 1 Woche nach TUR zu warten, in den meisten Fällen würden wir sogar zumindest 2 Wochen warten. Was die Technik an sich betrifft, so glaube ich, daß es sehr wichtig ist, ein Urethra- oder Blasentrauma zu vermeiden. Daher würde ich einen kleinkalibrigen Katheter verwenden. Ich würde den Urin aus der Blase ablassen und den Katheter wieder entfernen, falls sich eine Makrohämaturie einstellt. In diesem Fall würde ich die Behandlung verschieben. Bei der Instillation von BCG verwenden wir 120 mg in 50 ml physiologischer Kochsalzlösung zur Irrigation, aber kein Kochsalz zur Injektion, da es antibakteriell wirkt. Wir verwenden vorzugsweise die Blasenspritze, ziehen den Kolben ab, gießen ganz einfach die Suspension in die Blasenspritze, lassen die Blase durch die Schwerkraft auffüllen und entfernen anschließend den Katheter. Wir hatten Probleme bei der manuellen intraurethralen Injektion von BCG, und ich glaube, daß ein erhöhtes Risiko einer Intravasation besteht, wenn man es direkt injiziert. Ich würde BCG niemals ohne Katheter direkt in die Harnröhre instillieren, sondern nur intravesikal. Einige sind dennoch so vorgegangen, und es gibt zahlreiche von uns durchgeführte retrograde Urethrogramme, aus denen eine Intravasation hervorgeht. Es handelt sich hier also um ein potentiell gefährliches Vorgehen, das ich niemals so durchführen würde.

FRAGE: Gibt es in Ihrem eigenen Kollektiv oder auch aus Ihrer Kenntnis aus der Literatur Anwendungen bei urethralen superfiziellen Tumoren, bei denen gezielt BCG in die Harnröhre instilliert wurde?

D. L. LAMM: In der prostatischen Harnröhre ist die Ansprechrate ähnlich wie in der Blase. Brosman berichtet über ein komplettes Ansprechen bei 6 von 9 Patienten. Wir machten die gleichen Erfahrungen. Wir haben lediglich einen oder 2 Patienten, die ein Urothelkarzinom distal der prostatischen Harnröhre aufwiesen. Bei diesen Patienten habe ich den Katheter entfernt und anschließend eine weiche Penisklemme auf die Eichel gesetzt. Somit haben wir zu dieser Frage lediglich anekdotische Erfahrungen.

FRAGE: Sie haben das Urothelkarzinom in der prostatischen Harnröhre angesprochen: BCG vor oder nach TUR der Prostata?

D. L. LAMM: Ich ziehe bei einem Urothelkarzinom der Prostata vor, zunächst eine oberflächliche Resektion der gesamten Zirkumferenz durchzuführen. Anschließend gebe ich diese Probe dem Pathologen zur Untersuchung. Dann würde ich die Resektion der gesamten Zirkumferenz wiederholen und mir die Ränder ansehen, ob eventuell ein invasives Tumorwachstum vorliegt. Falls ein restlicher invasiver Tumor existiert, ist für diese Patienten m. E. die radikale Zystektomie die beste Behandlungsmethode. In verschiedenen Studien wird von einem Ansprechen ohne vorherige TUR berichtet und bestätigt, daß BCG den Tumor in der prostatischen Harnröhre eliminieren kann. Es sollte jedoch das Prinzip der BCG-Therapie beachtet werden, die Tumormasse vor Behandlungsbeginn zu minimieren.

FRAGE: Häufigkeit der urinzytologischen Kontrollen: Wie wird das in Bern gehandhabt?

V. W. MERZ: Wir machen in 3monatlichen Abständen eine Kontrolle, eine Zystoskopie mit einer Blasenspülzytologie bei allen Patienten, die eine BCG-Instillationstherapie der Harnblase hatten, sowie auch bei den Patienten mit einer BCG-Perfusion des Nierenbeckens.

D. JOCHAM: In dem Zusammenhang sollten wir uns daran erinnern, daß Herr Jakse im Rahmen seiner EORTC-Studie erkannt hat, daß manches Cis persistiert oder sehr früh wieder auftritt, so daß hier zumindest zu Beginn einer Immuntherapie die Kontrollen kurzfristiger sein sollten. Das ist jedenfalls die Empfehlung, die er gibt.

FRAGE: Können Sie etwas über die Bedeutung des Hauttests vor und während der BCG-Therapie sagen?

T. KÄLBLE: Wir hatten initial vor Jahren, als wir mit der BCG-Therapie begannen, den Multitest Mérieux durchgeführt. Wir verwenden ihn jedoch mittlerweile nicht mehr, da einige Arbeiten gezeigt haben, daß keine Korrelation zwischen dem Therapieergebnis und dem Hauttest besteht. Wir verwenden diesen Test nur noch zur Abklärung der Immunitätslage bei Risikopatienten, z. B. bei Patienten über 75 Jahren oder bei Patienten, bei denen wir von einer eingeschränkten Immunitätslage ausgehen können. Routinemäßig führen wir jedoch keinen Multitest mehr durch, bevor wir eine BCG-Therapie beginnen.

A. BÖHLE: Man muß unterscheiden zwischen der prognostischen Relevanz eines solchen Tests – diese wurde untersucht, und ein solcher Test hat keine prognostische Relevanz – und dem, was die Rechtsprechung uns hier empfiehlt. Im Beipackzettel des BCG-Präparats wird empfohlen, den Multitest vorher durchzuführen. Wenn Sie einen Patienten haben, der eine schwere Sepsis bekommt, und Sie haben vorher nicht nachgewiesen, daß dieser Patient immunkompetent ist, stehen sie im Zweifelsfall auf schwachen Füßen.

FRAGE: Im Beipackzettel wird offiziell empfohlen, den Multitest vorher durchzuführen. Wenn man sich die Empfehlungen hier vom Panel anhört, ist es im Grunde genommen verzichtbar. Wie wird das in Zukunft beim Hersteller gehandhabt werden?

P. R. BOCK: Die Antwort ist relativ einfach. Wir müssen unterscheiden, wie Herr Böhle schon sagte, zwischen der prognostischen Bedeutung – hier spielt die Tuberkulinreaktion eine Rolle – und der Diagnose einer Kontraindikation. Ich darf nochmals wiederholen: BCG ist ein Lebendimpfstoff, und Lebendimpfstoffe sind in jeder Literatur über Impfstoffe in Zusammenhang mit der Kontraindikation Immundefekt erwähnt. Jeder Arzt ist verpflichtet, vor Anwendung eines Lebendimpfstoffs sicherzustellen, daß der Patient nicht an einem Immundefekt leidet. Mit dem Multitest, einem einfachen Hauttest, kann man, wenn auch entsprechende anamnestische Informationen vorliegen, den Ausschluß der Kontraindikation vornehmen. Dies ist übrigens nicht nur bei einem Produkt erwähnt, sondern in der Fachinformation zu sämtlichen BCG-Produkten, egal ob für urologische oder onkologische Zwecke oder für die Impfung gegen Tuberkulose.

FRAGE: Muß unbedingt der Blasentumor vor BCG-Behandlung komplett durch TUR entfernt werden, oder kann man z. B. auf die zweite TUR zur Resektion des Tumorgrunds verzichten? Muß man vor BCG-Behandlung noch eine Kontrollzystoskopie durchführen?

D. L. LAMM: Ich bin der Meinung, daß man, unabhängig von Chemotherapie oder BCG-Immuntherapie, die größte Chance auf ein langfristiges Ansprechen hat, wenn man vor Therapiebeginn den Tumor vollständig reseziert hat. Ich glaube, daß dieses Vorgehen natürlich besonders wichtig ist beim Einsatz der Chemotherapie, da hier das Ansprechen von einer einfachen Diffusion auf den Tumorgrund abhängt. Der Bereich mit dem höchsten Progressionsrisiko, der Basis des Tumors, wird am wenigsten von den Chemotherapeutika oder von BCG erreicht. Daher ist es m. E. in beiden Fällen sehr wichtig, sich unbedingt um eine komplette Resektion des Tumors zu bemühen. Ich ziehe es vor, die Resektion einmal und gründlich durchzuführen. Ich führe keine Zystoskopie durch, wenn ich selbst die Resektion durchgeführt habe, allerdings tue ich das, wenn andere reseziert haben.

D. J. JOCHAM: Ich glaube, es besteht Konsens in der Frage, daß über das Tumorstadium vor Einleitung der Therapie Klarheit herrschen muß. Über die Bedeutung einer Nachresektion wurde bereits gesprochen.

FRAGE: Ist es beim vorliegenden Zahlenmaterial überhaupt noch vertretbar, einen gut zu führenden Patienten in gutem Zustand mit einem Carcinoma in situ nicht mit BCG zu behandeln?

94 Allgemeine Diskussion mit dem Auditorium

T. KÄLBLE: Nach den in den Beiträgen genannten Zahlen, ist es nicht zu verantworten, einem Patienten mit Carcinoma in situ kein BCG zukommen zu lassen. Die Daten sind eindeutig: hier sind auch die Befürworter der Chemotherapie der Meinung, daß beim Carcinoma in situ BCG die Therapie der Wahl ist mit kompletten Remissionsraten von 70 bis über 80%.

FRAGE: Ist angesichts der Nebenwirkungen von BCG eine Stufentherapie gerechtfertigt, von z. B. beim Ta G1-Tumor keine Rezidivprophylaxe; beim Ta G2-3-Tumor, beim T1G1-2-Tumor und bei Rezidivtumoren Mitomycin C; beim Carcinoma in situ und beim T1 G3-Tumor BCG?

A. BÖHLE: Das primäre Ta G1-Karzinom hat eine so geringe Rezidiv- und Progressionsneigung, daß eine intravesikale Behandlung bei diesem Karzinom nicht erforderlich ist. Ist es jedoch ein rezidivierendes oder multilokuläres Ta G1-Karzinom, ist eine Rezidivprophylaxe empfohlen. Beim Ta G2-Karzinom ist aufgrund der Unsicherheit, die viele Pathologen genau mit dieser Entität haben, grundsätzlich eher eine Rezidivprophylaxe empfohlen, obwohl hier sicherlich eine Art Grauzone existiert. Alle anderen Karzinome müssen mit BCG rezidivprophylaktisch behandelt werden, wobei es wie gesagt beim T1 G3 Karzinom diesseits und jenseits des Atlantiks sicherlich derzeit unterschiedliche Auffassungen gibt.

D. JOCHAM: Zur Ergänzung: Beim Ta G1-Tumor liegt das Risiko eines lokalen Progresses in der Größenordnung von weniger als 4%. Das sind Daten, die im Tumorregister Essen erhoben wurden an einem Gesamtkollektiv von über 2 500 Patienten, von denen etwa 1 300 dieses Tumorstadium hatten und bei denen diese niedrige lokale Progreßrate festzustellen war. Bei den höheren Tumorstadien, sowohl in G als auch in T, steigt die Progreßrate erheblich.

FRAGE: Konnten andere Autoren in prospektiv randomisierten Studien ähnlich wie Prof. Lamm auch eine Verbesserung der Lebenserwartung mit BCG-behandelten Patienten nachweisen, oder wird nur die Lebensqualität durch eine geringere Anzahl stationärer Aufenthalte, operativer Eingriffe etc. erhöht, bei unveränderter Überlebenszeit?

D. L. LAMM: Was die TUR als alleinige Behandlung anbelangt, so gibt es 4 Autoren, die aufzeigten, daß BCG der TUR allein überlegen ist. Es ist sehr schwierig, dies auf die Lebensqualität zu übertragen, aber diejenigen von Ihnen, die Erfahrung haben mit BCG, wissen, daß die Nebenwirkungen am Tag der Instillation bzw. 1–2 Tage im Anschluß auftreten. Ich glaube, daß für die meisten Patienten die Morbidität durch starken Harndrang und dysurische Beschwerden sicherlich weniger ausgeprägt ist, als wenn sie sich für eine weitere Tumorresektion ins Krankenhaus begeben müßten. Für die überwiegende Mehrheit der Patienten gibt es keine weiteren toxischen Nebenwirkungen mit BCG. Eines der Hauptindizien für eine bessere Lebensqualität ist die Tatsache, daß BCG die Notwendigkeit einer Zystektomie reduzieren kann. Die SWOG-Arbeitsgruppe machte die Erfahrung, daß in der Studie BCG versus Adriamycin die im Adriamycinarm randomisierten Patienten eine Inzidenz für eine nachfolgende Zystektomie von 17% aufwiesen, während die in den BCG-Arm randomisierten Patienten im Vergleich lediglich eine Inzidenz von 6% hatten. Aus diesem Grund ist BCG hinsichtlich der möglichen Blasenerhaltung das Präparat der Wahl.

FRAGE: Wie sieht die ambulante Anwendung von BCG in der Praxis des niedergelassenen Urologen aus?

R. OSIEKA: Nach ausreichender Information des Patienten, wobei ich ihn auch auf die Nebenwirkungen hinweise, ist die Compliance in der Praxis gut. Die Vorbereitung ist relativ einfach: Ich beachte die Infektfreiheit, der Patient muß 1 h vor der Instillation 100 mg Diclofenac als Suppositorium nehmen. Damit sind die Nebenwirkungen anschließend meistens auf ungefähr 4 h begrenzt. Mehr mache ich nicht. Vor allen Dingen muß beachtet werden, daß atraumatisch katheterisiert wird. Die meisten schweren Nebenwirkungen sind wohl retrospektiv auf einen falschen Katheterismus zurückzuführen. Zur Abfallbeseitigung: Im normalen bakteriologischen Müll, der ja heutzutage in jeder Praxis abgeholt werden muß, wird der Abfall in Beuteln gesammelt.

FRAGE: Wann halten Sie eine stationäre Aufnahme der Patienten zur Instillationsbehandlung für erforderlich?

A. BÖHLE: Aus zwei Gründen: Einmal, wenn es sich um einen Risikopatienten handelt, der sehr alt ist. Die Instillation in das obere Hohlsystem ist sicherlich zur Zeit ebenfalls ein Grund. Die zweite Indikation wäre gelegentlich auf Seiten der Klinik zu sehen, wenn es sich um kontrollierte Studien handelt, bei denen bestimmte immunologische Parameter erhoben werden. Aufgrund der Gleichbehandlung aller Patienten und um eine gleiche äußere Situation zu gewährleisten muß der Patient in diesem Fall stationär aufgenommen werden.

FRAGE: Wie lange soll INH bei stärker werdenden Nebenwirkungen nach der Blaseninstillation gegeben werden?

V. W. MERZ: Wir haben sehr selten eine INH-Behandlung eingeleitet bei unseren Patienten. Bei persistierenden dysurischen und starken Harnwegsinfekten und bei endoskopischer unruhiger Blase mit Ulcus mußten wir 2 Patienten während 3 Monaten mit INH behandeln. Die Symptome besserten sich dann deutlich. Selbstverständlich mußten wir auch Patienten aus anderen Gründen behandeln. Ich erinnere mich an 3 Patienten mit hohem Fieber während längerer Zeit, bei denen wir dann auch mit INH behandelt haben. Wir behandeln maximal 3 Monate. In allen unseren Fällen war die Behandlung nach 3 Monaten gelöst.

FRAGE: Wie sieht die Wechselwirkung von INH und BCG aus? Gibt es eine Empfehlung bezüglich der Dosis, wenn man auf der einen Seite Nebenwirkungen unterdrückt und auf der anderen die BCG-Wirkung als solche noch erhalten will?

E. C. DE BOER: Ich glaube, davon ist nichts bekannt. In unserer Klinik geben die Urologen in einzelnen Fällen am Tag vor, während und nach der BCG-Instillation jeweils 300 mg INH. Wie ich schon gezeigt habe, können dadurch die Nebenwirkungen wie Blasenschmerzen und Fieber gesenkt werden. Ein vielleicht wichtiger Faktor von dem wir jedoch noch nicht genug wissen, ist die Ausscheidung von Isoniazid im Urin. In der ersten Stunde nach INH-Gabe ist die INH-Konzentration im Urin sehr hoch. Wenn ein Patient am Morgen INH nimmt und 1–2 h später mit einer Instillation behandelt wird, ist die INH-Konzentration im Urin wahrscheinlich sehr hoch, was möglicherweise einen Effekt auf das BCG in der Blase haben kann.

A. BÖHLE: Wenn wir zur Zeit die Indikation zur INH-Therapie stellen, dann stellen wir sie, um bereits aufgetretene schwere Nebenwirkungen zu therapieren. D. h. wir stellen zur Zeit die Indikation, um BCG-Bakterien abzutöten. Aus diesem Grunde sollten wir uns ganz klar darauf beschränken, INH nur dann zu geben, wenn der Patient massive Nebenwirkungen hat, die so behandelt werden müssen, daß kein BCG-Bakterium überlebt. Alles andere ist nur in sorgfältig kontrollierten Studien durchzuführen und ist derzeit noch spekulativ.

FRAGE: Welche Dosierung von INH empfehlen Sie?

A. BÖHLE: INH 300 mg per os. Falls der Patient schwere systemische Nebenwirkungen hat oder eine Besserung hierdurch nicht zu erreichen ist, ist die weitere Gabe von 2 anderen Tuberkulostatika, Rifampicin und Ethambutol, indiziert. Falls es sich um eine systemische BCG-Infektion handelt, ist Prednisolon gegen die hypererge Komponente zusätzlich seit den Untersuchungen von Steg hilfreich (Steg et al. 1989). Prof. Lamm hat ebenfalls dazu Tieruntersuchungen durchgeführt (Lamm et al. 1991a).

FRAGE: Speziell die Anwendung von Cycloserin und auch von Prednisolon ist ja umstritten, soweit dies aus der Litertur zu entnehmen ist. Wie ist hier Ihre aktuelle Empfehlung?

D. L. LAMM: Ich stimme völlig mit Dr. Böhle überein. Wir haben zuvor festgestellt, daß Cycloserin sehr wichtig ist bei Patienten mit gravierenden oder septischen Reaktionen auf BCG, da es das einzige Tuberkulostatikum ist, das in einer Zellkultur innerhalb der ersten 24 h wirkt. Die anderen Antibiotika brauchen mehrere Tage, bis sie den BCG-Organismus hemmen. Wir haben mehrere Patienten behandelt, die gut auf Isoniazid, Rifampicin und Cycloserin ansprachen (De Haven et al. 1992). Wir waren allerdings sehr beeindruckt von den Ergebnissen von Prof. Steg, der bei 5 von 5 mit Isoniazid, Rifampicin und Prednisolon behandelten Patienten ein komplettes Ansprechen feststellte (Steg et al. 1989). Wir untersuchten dies daher an einem Tiermodell und konnten durchweg in 2 getrennten Studien bestätigen, daß die optimale Überlebenschance in der Kombination mit Isoniazid, Rifampicin und Prednisolon gegeben ist. Cycloserin verbesserte verglichen mit Isoniazid und Rifampicin allein nicht die Überlebenschance, und es war weniger effektiv als Isoniazid, Rifampicin und Prednisolon. Eine weitere Frage stellte sich: Sollte man den Patienten mit Prednisolon allein behandeln, falls sich tatsächlich eine Hypersensibilitätsreaktion zeigen sollte? Wir untersuchten dies nochmals an einem Tiermodell und stellten fest, daß bei Prednisolon allein die Überlebenschance viel schlechter ist als bei der Behandlung mit Kochsalzlösung (Koukol et al. 1993). Daher würde ich Prednisolon allein strikt vermeiden. Isoniazid und Rifampicin sollten zusätzlich verwendet werden.

T. KÄLBLE: Wir mußten erfreulicherweise noch nie INH einsetzen. Es wird in der Literatur empfohlen, daß, wenn das Fieber über einige Tage höher als 38,5 °C ist, man mit einer INH-Behandlung beginnt und dann einige Zeit über Beendigung der klinischen Symptomatik hinaus behandelt. Die Todesfälle in der Literatur sind auf eine systemische BCGitis zurückzuführen.

D. L. LAMM: Ich verwende Isoniazid auch nicht großzügiger als andere. Ich würde niemals Isoniazid prophylaktisch geben, evt. ausnahmsweise bei einem Patienten mit Herzklappenersatz, bei dem eine versehentliche intravasale Verabreichung von BCG sehr gefährlich werden könnte. Bei prolongierter Zystitis oder prolongiertem Fieber besteht m. E. nicht nur die Gefahr einer signifikanten Morbidität, sondern der Patient gerät auch in den Bereich der Dosis-Wirkungskurve, in dem eine BCG-Überdosis den Antitumoreffekt reduziert. Daher zögere ich nicht, Isoniazid bei Patienten mit prolongierten Symptomen zu verwenden. Im Falle eines spontanen Ansprechens würde ich die Behandlung nur wenige Tage fortsetzen. Falls es länger als eine Woche andauert, würde ich Rifampicin hinzufügen. Wiederum in Abhängigkeit von der Geschwindigkeit des Ansprechens auf die Therapie würde ich diese bei schnellem Ansprechen nach einigen Wochen beenden. Bei dem von uns am längsten mit Tuberkulostatika behandelten Patienten betrug die Behandlungszeit 6 Monate. Es handelte sich hierbei um einen Patienten mit Leberfunktionsstörungen.

FRAGE: Muß nach einer suprapubischen Fistelung der Blase präoperativ nach erfolgter TUR eine spezielle Therapie des Stichkanals zur Vermeidung von Tumorimplantation erfolgen?

D. JOCHAM: Ich gehe davon aus, daß es sich hier um das urologische Desaster handelt, denn bei einem Patienten mit Blasentumor ist die suprapubische Punktionsfistel kontraindiziert. Ich nehme also an, daß es sich hier um einen Fall handelt, bei dem der Tumor sekundär entdeckt wurde und damit eine spezielle Situation gegeben war. Herr Merz, Sie hatten im Zusammenhang mit der Diskussion um die perkutane Nephrostomie und BCG-Instillation beim Tumor im oberen Harntrakt das Statement abgegeben, daß im perkutanen Fistelkanal kein Tumor gefunden wurde. Sehen Sie für diese spezielle Frage eine Antwort?

V. W. MERZ: Wir haben bei 14 mit perkutaner Nephrostomie behandelten Patienten noch keinen Tumor im Fistelkanal gefunden. Es besteht jedoch theoretisch ein Risiko. Bei der transurethralen Resektion von oberflächlichen Tumoren jedoch ist die Blase manchmal perforiert, und man hat nie gesehen, daß die Krankheit aufgrund der Perforation progredient wurde.

D. JOCHAM: Aus dem eigenen Erfahrungsbereich weiß ich von einem Patienten, der über längere Zeit mit einer suprapubischen Blasenpunktionsfistel bei Blasentumor geführt wurde, der einen massiven Progreß bekommen hat, nicht nur in diesem Stichkanal, sondern im kleinen Becken. Ich denke, daß hier eine so spezielle Situation vorliegt, daß keine Therapieempfehlung ausgesprochen werden kann. Die Frage ist z. B., ob man hier in diesen Fistelkanal hinein BCG instillieren könnte und dieses sinnvoll dort verweilen würde. Dies ist m. E. nicht machbar.

D. L. LAMM: Wenn es zu einer Extravasation während einer TUR kommt, so glaube ich, daß es wichtig ist, auf die Gabe von BCG zu verzichten, um Nebenwirkungen zu vermeiden. Ich kann in diesem Zusammenhang aufgrund meiner Erfahrung lediglich von Einzelbeobachtungen sprechen: ich führte in der frühen postoperativen Phase Instillationen von Thiotepa durch in der Hoffnung, daß Tumorzellen, die möglicherweise implantiert wurden, dadurch abgetötet werden. Für einen Durchschnittspatienten mit 70 kg kann eine Dosierung von 30 mg als sicher angesehen werden.

D. JOCHAM: Es wurde immer wieder diskutiert, u. a. von Soloway, inwieweit im Rahmen der primären TUR Tumorzellen verschleppt werden und nidieren können. Gehe ich richtig in der Einschätzung, daß im Gegensatz zu der Empfehlung, die damals ausgesprochen wurde, Thiotepa oder auch Mitomycin C im Zusammenhang mit der TUR zu instillieren, BCG für eine solche Konstellation ausscheidet? Wir würden dies nicht tun. Also: TUR plus BCG zur Vermeidung von Tumorzellen, die implantiert wurden?

D. L. LAMM: Ich glaube, wir haben die Frage nach einer frühen postoperativen Verabreichung von BCG angesprochen, welche ein deutliches Ansteigen der Toxizität, jedoch kein nachgewiesenes Ansteigen der Effizienz bewirkt. Daher verabreiche ich, aus meiner persönlichen, negativen Erfahrung heraus, kein BCG unmittelbar nach TUR. Wir untersuchten dies an einem Tiermodell: Wir instillierten BCG in eine Wunde, in die Tumorzellen implantiert wurden. Es war tatsächlich äußerst protektiv wirksam.

V. W. MERZ: In Bern instillieren wir alle Patienten 2 Tage nach der TUR. Bis jetzt haben wir keine schweren Nebenwirkungen gesehen.

A. BÖHLE: 2 Tage ist relativ früh, und die Gefahr einer systemischen BCG-Infektion ist aufgrund der offenen Wundfläche und noch offenen Gefäße mit Sicherheit hoch. Wahrscheinlich sind die Nebenwirkungen auch höher, ohne daß es zu systemischen BCG-Infektionen kommen muß. Wir haben vielleicht auf der anderen Seite das Extrem: Wir behandeln 2–3 Wochen nach TUR und haben eine erhebliche Verringerung der Nebenwirkungsrate gesehen, seitdem wir hierzu übergegangen sind, bei gleicher Effektivität wie bisher.

H.-D. ADOLPHS: Seit 1978 habe ich viele hundert Patienten behandelt, und alle diese Fälle haben wir erst 4 Wochen nach TUR begonnen. Ich möchte darauf hinweisen, daß wir keine einzige schwere Nebenwirkung hatten bisher, die hospitalisiert werden mußte. Wir haben nur 2 Patienten, bei denen eine Epididymitis auftrat. Dies war jedoch eine chronische Form. Wir mußten keinen einzigen Patienten hospitalisieren.

T. KÄLBLE: Wir beginnen mit der Behandlung 6 Wochen postoperativ und führen unser relativ günstiges Nebenwirkungsspektrum darauf zurück. Die Wirkung scheint ähnlich zu sein, und es paßt dazu, daß offensichtlich der frische Blasenwanddefekt bei der Wirkung von BCG nicht notwendig ist. In der Literatur gibt es 2 Arbeiten, die Todesfälle beschreiben nach BCG-Therapie, bei denen intraoperativ BCG gegeben wurde.

FRAGE: Noch einmal zur Indikation der BCG-Therapie: Jeder papilläre Primärtumor Ta T1 außer G1, oder erst beim Rezidivtumor?

D. L. LAMM: In der SWOG-Studie war zumindest das zweifache Auftreten eines Ta-Tumors innerhalb von 12 Monaten vor Eintritt in die Studie Voraussetzung für die Aufnahme des Patienten. Wir haben dennoch Patienten mit Tumorstadium T1 in späteren Studien akzeptiert, da dieses Stadium ein ausreichender Indikator für Hochrisikopatienten ist und diese von der BCG-Therapie profitieren könnten. Was die Frage nach Ta G2-Tumoren betrifft, so meine ich, daß ein Patient ein Rezidiv aufweisen sollte, bevor man eine intravesikale Therapie durchführt. Wir sollten wahrscheinlich auch erwähnen, daß es sowohl bei Thiotepa als auch bei Mitomycin C ausreichend Hinweise dafür gibt, daß in einigen Studien der gesamte Therapieerfolg durch das positive Ansprechen von Patienten mit guter Tumordifferenzierung erklärt werden kann. Im Gegensatz zu dem, was wir bei einer zytotoxischen Therapie eigentlich erwarten würden, sieht es so aus, als ob Patienten mit niedrigem Differenzierungsgrad besser darauf anzusprechen scheinen als Patienten mit guter Tumordifferenzierung. Daher wäre bei hochdifferenzierten Tumoren wiederum eher die intravesikale Chemotherapie als die BCG-Immuntherapie angebracht.

FRAGE: Der Tumornekrosefaktor ist gentechnisch hergestellt. Die kurz beschriebene Wirkung von BCG läuft über das retikuloendotheliale System bzw. über Makrophagen und Zunahme von Tumornekrosefaktor. Hat die Behandlung mit BCG im Vergleich zur Behandlung mit Tumornekrosefaktor die bessere Zukunft?

A. BÖHLE: Es gibt meines Wissens eine einzige Phase-1-Studie, die rekombinantes TNF direkt in die Blase instilliert hat. Diese wurde von C. Sternberg vorgestellt (Sternberg et al. 1990). Ich denke, wir sind weit davon entfernt, hier irgendeine klinische Relevanz zu sehen. Ich gebe auch nochmals zu bedenken, daß in unseren in-vitro-Untersuchungen, in denen Blasenkarzinomzellen direkt koinkubiert wurden mit TNF, Interleukin 1, Interleukin 2, diese hierdurch nicht abgetötet wurden. Eine direkte Zytotoxizität durch TNF ist somit primär zunächst nicht zu erwarten.

FRAGE: Gibt es Unterschiede bezüglich der Dosierung in Abhängigkeit von der individuellen Situation?

A. BÖHLE: Zur Zeit ist meine persönliche Meinung, daß man außer unter Studienbedingungen keine eigenständige Modifikation eines etablierten und auch gut wirksamen Konzeptes durchführen sollte. Wenn es so weit kommen sollte, wie Herr Schamhart und Frau de Boer es vorgeschlagen hatten, daß evt. eine Individualisierung der BCG-Therapie in Frage kommt, dann wäre eine solche individuelle Therapie im Rahmen eben dieser Studie zu empfehlen. Ich bitte Sie jedoch, nicht selbständig an dem Therapieschema, welches sich als hocheffektiv erwiesen hat, etwas zu verändern. Das sollte nur Studien überlassen bleiben.

FRAGE: Wie lange dauert die Immunreaktion an?

A. BÖHLE: Ich habe in meinem Beitrag gezeigt, daß mittels immunhistologischer Technik eine Aktivierung in der Blasenwand für mehr als 24 Monate nachweisbar ist. Bei einzelnen Patienten ging dies bis zu 3 Jahren. Bis zu 3 Jahre später war eine erhöhte Zytokinexpression in der Blasenwand festzustellen im Vergleich zu nichtbehandelten Patienten. Dies waren die längsten Follow-up-Zeiten unter den untersuchten Patienten.

FRAGE: BCG bei Hämaturie? Bis zu welchem Grad der Hämaturie ist eine Instillation noch vertretbar?

D. L. LAMM: Wir würden bei einer ausgeprägten Makrohämaturie versuchen, die Behandlung aufzuschieben. Bei einigen Patienten, speziell bei Patienten mit Cis oder rasch rezidivierenden Tumoren, bei denen möglicherweise eine Hämaturie nie völlig sistiert, sind wir vielleicht gezwungen, eine Behandlung trotz dieser Hämaturie einzuleiten. Mikrohämaturie ist m. E. keine Kontraindikation für eine intravesikale BCG-Instillation. Ich würde es jedoch nicht verabreichen, falls Bakterien in der Urinanalyse festgestellt werden.

FRAGE: Soll unter INH-Gabe wegen schwerer Nebenwirkungen die Instillationstherapie abgesetzt oder fortgeführt werden?

T. KÄLBLE: Wenn INH wegen schwerer Nebenwirkungen gegeben wird, sollte man unbedingt das BCG unterbrechen.

FRAGE: Würden Sie die BCG-Therapie aussetzen unter der INH-Therapie, die aufgrund schwerer zystitischer Nebenwirkungen eingeleitet wurde?

D. L. LAMM: Ich denke, daß die nächste BCG-Behandlung erst nach Beendigung aller Nebeneffekte der vorausgegangenen Instillation erfolgen sollte. Dies ist ein sehr wichtiges Prinzip, das nicht mißachtet werden sollte. Patienten mit verlängertem, häufigem Harndrang und Dysurie sprechen möglicherweise erst einige Tage später auf die symptomatische Behandlung an, und ich würde die Behandlung mit Isoniazid fortsetzen, auch wenn die Symptome bereits komplett verschwunden sind.

FRAGE: Ist eine subvesikale Obstruktion, mechanisch oder funktionell, mit erhöhten intravesikalen Miktionsdrucken eine Kontraindikation für BCG-Instillation?

A. BÖHLE: Die Harnröhrenstriktur würde ich insofern als Kontraindikation ansehen, da hier die Gefahr der traumatischen Katheterisierung relativ hoch ist. Das Prostataadenom läßt sich meist gut katheterisieren und ist deshalb nicht unbedingt eine Kontraindikation. Man muß sich natürlich im Verlauf überlegen, ob es nicht vorteilhaft ist, die Prostata reseziert zu haben im therapeutischen Ansatz.

FRAGE: Wenn die hohen Drucke bei den Abflußbehinderungen aus dem oberen Harntrakt uns offenbar doch Angst machen, was die BCG-Instillation anbelangt, sollten uns dann hohe Drucke in der Blase nicht dieselbe Angst einflößen?

A. BÖHLE: Der pyelovenöse Reflux ist bekannt. Der vesikovenöse Reflux ist bisher noch nicht bekannt.

FRAGE: Ist das BCG-Therapieschema nach Lasertherapie anders als nach TUR?

A. BÖHLE: Nein, hier sehe ich keinen Unterschied zwischen TUR und Laser, außer daß nach der Laserkoagulation die Wunde erfahrungsgemäß länger persistiert. Ansonsten ist kein Unterschied zwischen beiden therapeutischen Ansätzen und der nachfolgenden BCG-Therapie zu sehen.

FRAGE: Ich hatte gelesen, daß nach Lasertherapie sofort eine BCG-Instillation möglich sei, weil kein epidermaler Defekt eintritt?

D. JOCHAM: Es wird nur eine Nekrose gesetzt, und im Zusammenhang mit dieser Nekrose können die Reaktionen auftreten, die hier wiederholt besprochen wurden. Bei der Dauer der Abheilung von etwa 6 Wochen muß man eher damit rechnen, daß das Intervall zwischen diesen beiden Therapieformen verlängert sein sollte.

FRAGE: Warum beginnen noch weitere Studien im Sinne BCG versus Mitomycin C oder BCG versus Epirubicin, wenn der Vorteil von BCG schon bewiesen sein soll?

D. L. LAMM: Sie wissen, daß eine unterschiedlich große Menge an Daten, Statistiken und Diskussionen nötig ist, um verschiedene Leute von einer Tatsache zu überzeugen. Ich persönlich war und bin immer noch der festen Meinung, daß BCG den derzeit zur Verfügung stehenden Chemotherapeutika überlegen ist. Allerdings fordern einige noch weitere überzeugende Argumente, so daß andere weiterhin zusätzliche Studien durchführen.

FRAGE: Liegen Erfahrungen beim Plattenepithelkarzinom der Harnblase vor bezüglich des BCG?

A. BÖHLE: Soweit ich informiert bin, liegen keine diesbezüglichen Erfahrungen des Plattenepithelkarzinoms der Harnblase vor. Es gibt allerdings eine Studie aus Ägypten (Al-Naieb et al. 1992), die gezeigt hat, daß KLH* dort ganz sinnvoll appliziert werden kann.

---

* Keyhole-Limpet-Hemocyanine (Hämolymphe der Schlüssellochnapfschnecke)

D. L. LAMM: Wir haben kürzlich 2 oder 3 Patienten, die ein Plattenepithelkarzinom aufwiesen, mit BCG behandelt. Unserer Erfahrung nach waren die Resultate auch nicht annähernd so gut wie bei Patienten mit Urothelkarzinom. Daher wäre ich eher etwas zurückhaltend mit der Behauptung, sie als eine Art Standardbehandlung zu empfehlen.

D. JOCHAM: Das Plattenepithelkarzinom tritt zumindest in endemischen Gebieten wie Ägypten als Folge der Bilharziose auf und tritt dort im Querschnitt der Bevölkerung wesentlich früher auf, ist häufiger ein invasiv wachsendes Karzinom, das strahlenresistent ist und auch gegenüber den üblichen Chemotherapeutika resistent ist. Dies gilt auch für BCG, so daß hier die Indikation zu einer Zystektomie eher gegeben ist.

FRAGE: Welche Erfahrungen bestehen hinsichtlich einer Kombinationstherapie aus BCG und Interferon α?

T. KÄLBLE: Mir ist dabei nur eine tierexperimentelle Arbeit von Sarosdy aus dem Jahre 1989 bekannt (Sarosdy u. Kierum 1989) in der beim Mausblasenkarzinom BCG und Interferon in verschiedenen zeitlichen Abständen gegeben wurde. Hier zeigte tatsächlich die Kombination von BCG und Interferon die besten Effekte hinsichtlich Überleben und Reduktion des Tumorwachstums.

FRAGE: Falldarstellung: 60jähriger Patient, Zustand nach Nephroureterektomie links wegen eines G2-Tumors ohne Angabe des T, Zustand nach TUR Blase Ta G1-2-Tumor. Der Patient hat seit einem Jahr eine positive Zytologie mit Nachweis niedrig differenzierter Tumorzellen im Bereich des rechten Harnleiters und der rechten Niere. Das Mapping aus Blase und rechtem Ureter und Nierenbecken ergibt im Histologiebefund den Nachweis einer schweren Dysplasie. Ist in dieser Situation eine BCG-Therapie indiziert?

D. L. LAMM: Ich habe versucht, das Carcinoma in situ und weniger die Dysplasie allein als Indikation für die Behandlung mit BCG zu verwenden. Daher würde ich diesen Patienten entsprechend seinem Cis behandeln. De Kernion berichtete von verschiedenen Patienten mit Dysplasie allein, bei denen eine gute Ansprechrate auf die BCG-Therapie festzustellen war. Dieser Patient mit G3-Tumor und Dysplasie braucht über die TUR hinaus eine Behandlung, und ich bin der Meinung, daß die Behandlung der Wahl BCG wäre.

V. W. MERZ: Wir würden in diesem Fall auch eine BCG-Instillation durchführen. Kommt die Dysplasie vom Nierenbecken oder aus den oberen Harnwegen?

FRAGE: Die Biopsie wurde aus dem Harnleiter und aus dem Nierenbecken aus verschiedenen Stellen gemacht, und zwar schon in zwei Sitzungen. Die Zytologie ist bereits seit langem pathologisch. In der Histologie gibt es keine Karzinomzellen.

A. BÖHLE: Wir würden einem solchen Patienten 1.) Quadrantenbiopsien aus der Blase und aus der prostatischen Harnröhre durchführen, 2.) ureteroskopieren mit starren und flexiblen Instrumenten mit Entnahme von Biopsien aus dem oberen Hohlsystem rechts und so einen soliden Tumor ausschließen, was evt. sogar die Nephroureterektomie in die Diskussion hineinbringen würde. Wenn wir dort keinen soliden Tumor finden würden, d. h. wenn somit ein Carcinoma in situ per Ausschlußdiagnose vorläge, würden wir BCG in das obere Hohlsystem so instillieren, daß es auch in der Blase eine längere Kontaktzeit hat, d. h. ohne Katheter 2 h. Also: oberes und unteres Hohlsystem mit BCG therapieren.

D. JOCHAM: Dieser Patient hat eine Restniere und ist mit seiner schweren Dysplasie sicher unter hohem Risiko. Unter entsprechender stationärer Kontrolle gibt es m. E. keine Kontraindikation, hier diese BCG-Therapie durchzuführen, zumal bekannt ist, daß bei einer schweren Dysplasie das BCG durchaus positive Effekte haben kann. Allein hier in dubio pro reo vor dem Hintergrund dessen, was ansonsten evtl. an Alternativkonsequenzen auf den Patienten zukommt.

Literatur zu den Diskussionen

Al-Naieb Z, Shubber H, Shalli A, (1992) Treatment of metaplastic carcinoma of the bladder: two years follow up with keyhole-limpet-hämocyanin. In: Kurth KH (Hrsg) Immucothel workshop 3, Istanbul 1989, Biosyn Arzneimittel GmbH, Fellbach

Cookson MS, Sarosdy MF (1992) Management of stage T1 superficial bladder cancer with intravesical bacillus Calmette-Guérin therapy. J Urol 148: 797–801

Coplen DE, Marcus MD, Myers JA, Ratliff TL, Catalona WJ (1990) Longterm follow up of patients treated with 1 or 2, 6-week courses of intravesical Bacillus Calmette-Guérin: Analysis of possible predictor of response free of tumor. J Urol 144: 652–657

DeHaven JI, Traynelis C, Riggs DR, Ting E, Lamm DL (1992) Antibiotic and steroid therapy of massive systemic bacillus Calmette-Guérin toxicity. J Urol 147: 738–742

Haaff EO, Catalona WJ, Ratliff TL (1986) Detection of Interleukin-2 in the urine of patients with superficial bladder tumors after treatment with intravesical bacillus Calmette-Guérin. J Urol 136: 970–974

Kelley DR, Haaff EO, Becich MJ et al. (1986) Prognostic value of PPD skin test and granuloma formation in patients treated with intravesical bacillus Calmette-Guérin. J Urol 135: 268–271

Khanna OP, Chou RH, Sonn DL et al. (1988) Does Bacillus Calmette-Guérin in immunotherapy accelerate growth and cause metastatic spread of second primary malignancy? Urology 31: 451–468

Koukol SC, DeHaven JI, Riggs DA, Lamm DL (1993) Drug therapy of Bacillus Calmette-Guérin sepsis. J Urol 149: A278 (Abstract)

Lamm DL, Riggs DR, DeHaven JI, Ting E (1991a) Reduction of BCG fatal toxicity in mice. J Urol 145 (Suppl): 858

Lamm DL, Blumenstein BA, Crawford ED et al. (1991b) A randomized trial of intravesical doxorubicin and immunotherapy with bacillus Calmette-Guérin for transitional-cell carcinoma of the bladder. New Engl J Med 325: 1205–1209

Mukamel E, Layfield LJ, Hawkins RA, de Kernion JB (1988) The effect of bacillus Calmette-Guérin of the urinary system of pigs. J Urol 139: 165–169

Sarosdy MF, Kierum CA (1989) Combination immunotherapy of murine transitional cell cancer using BCG and an interferon inducing pyrimidinone. J Urol 142: 1376–1379

Sarosdy MF, Lamm DL (1989) Long-term results of intravesical bacillus Calmette-Guérin therapy for superficial bladder cancer. J Urol 142: 719–722

Steg A, Leleu C, Debré B, Boccon-Gibod L, Sicard D (1989) Systemic bacillus Calmette-Guérin infection, ‚BCGitis', in patients treated by intravesical BCG therapy for bladder cancer. Eur Urol 16: 161–164

Sternberg CN, Arena M, Pansadoro V et al. (1990) Phase I clinical trial of intravesical recombinant tumor necrosis factor (rTNF) in patients with superficial bladder cancer. Eur Urol 18 (Suppl): 410

Torrence RJ, Kavoussi LR, Catalona WJ, Ratliff TL (1988) Prognostic factors in patients treated with intravesical bacillus Calmette-Guérin for superficial bladder cancer. J Urol 139: 941–944

Sachverzeichnis

Abfallbeseitigung 95
Abwehrmechanismen 77
Albuminbestimmung im Urin 80–82
Antibiotikaprophylaxe 55, 97
Auffrischungsinstillationen 20

Bacillus Calmette-Guérin (s. BCG)
BAK-(BCG-aktiviertes-Killer)-Zell-
  Phänomen 73
baktcrielle Zystitis 37
BCG (Bacillus Calmette-Guérin)
– BCG-Infektionen 100
– BCGitis 33
– BCG-Perfusion 53, 57
– – Nierenbecken 92
– BCG-Stämme 4
– BCG-Zyklen 56
– Bindung von BCG 65
– Entwicklung 1
– hitzeinaktiviertes 5
– Indikation 100
– Killerzellen, BCG-aktivierte
  71–75
– perkutanes 19, 28
– reduzierte Dosis 33
– Rezidivrate (s. dort)
– Stamm Connaught 19, 21, 22, 40
– Stamm Moreau 19
– Stamm Pasteur 55
– Stamm Tice 19
– systemisches 19, 28
– Tumorimmuntherapie 1 ff.
– vergleichende Studien 13, 39ff.

– Wirkungsmechanismus 25, 63 ff.,
  76, 77
– Zellmembranpräparationen 5
Beipackzettel 92
Bindung von BCG 65
Blasentumor (s. Tumor)

Carcinoma in situ (Cis) 14–16, 93
– intravesikale BCG-Therapie 29 ff.
Chemotherapie, intravesikale
– Doxorubicin 13, 18
– Mitomycin C 17, 18, 94
– Rezidivrate bei BCG versus
  Chemotherapie 18
„Coley's"-Toxin 1
Compliance 95
Connaught-Stamm 19, 21, 22, 40
CR (komplette Remission) 30
Cycloserin 97, 98

Differenzierungsgrad G3 16
Doppel-J-Kathetereinlage 58
Dosis 2
Doxorubicin-Chemotherapie 13, 18
DTH (delayed type hypersensitivity
  reaction / immunreaction) 64, 69
Dysplasie 105

E-coli-Sepsis 56
Eastern Cooperative Oncology
  Group 20
Effektor-Seite der intravesikalen
  Immuntherapie 69

Sachverzeichnis

Elastase 66, 68
entzündliche Reaktion bei intravesikaler BCG-Therapie 77 ff.
Entzündung
– granulomatöse 64
– unspezifische entzündliche Reaktion 87
Erhaltungstherapie 20, 21

FANFT 5
Fibronectin (FN) 53, 65–68, 75
– FN-Antikörper 65
Fistel, suprapubische Punktionsfistel 99
Flow-zytometrische Untersuchungen 80

granulomatöse Entzündung 64
Granulombildung 69
Granulome 66, 79
Granulozytenenzyme 66, 68

Hämaturie, Makrohämaturie 90, 102
Harnröhre
– prostatische 91
– Urothelkarzinom 91
Harnwegsinfekte 96
Hauttests 92
– PPD-Hauttest (s. auch dort) 21, 78
Herzklappenersatz 98
Histologie / immunhistologische Untersuchungen 69, 78
– Blasenwand 78
hitzeinaktiviertes BCG 5
HLA-DR 79
HLA-Moleküle 79

Immunaktivierung 70, 102
Immundefekt 93
immunhistologische Untersuchungen 69, 78
Immunkompetenz 36
Immunreaktion
– DTH- 69
– lokale 64

Immuntherapie von Tumoren 1 ff.
– intravesikale, Effektor-Seite 69
Indikation 100
Induktionszyklus 21
INH-Therapie 33, 36, 86–88, 96–98, 102, 103
– Dosierung 97
– Nebenwirkungen 96, 97, 103
Instillation / Instillationstherapie 56
– Auffrischungsinstillationen 20
– Instillationsbeginn 45, 100
– Technik 90
Interferon (IFN) 43, 44, 105
– IFN-‹α› 39, 40
Interleukin (IL)
– IL-1 72, 81, 102
– IL-2 70, 72, 75, 81, 82, 87, 102
– IL-6 81, 87
intraurethrale Injektion 90
intravesikale
– BCG-Therapie, Carcinoma in situ (s. auch dort) 29 ff.
– Chemotherapie (s. dort)
Isoniazid-Therapie 83, 86, 97, 98

Kathetereinlage, Doppel-J- 58
Killerzellen, BCG-aktivierte 71–75

Lactoferrin 66, 68
LAK-(Lymphokin-aktiviertes-Killer)-Zell-Phänomen) 71
Lebensqualität 95
Leukozyten im Urin 79, 80
Lymphokin 39

Makrohämaturie 90, 102
MBT (mouse bladder tumor) 5
Mérieux Multitest 92
Mitomycin C-Chemotherapie 17, 18, 94
Monozytenanstieg 78
Moreau-Stamm 19
Multitests 92
– Multitest Mérieux 92
Myeloperoxidase 66

Sachverzeichnis

Nebenwirkungen / Nebenwirkungsrate 25, 33, 43–46, 94–97
– systemische 97
Nierenbecken, BCG-Perfusion 92

oberer Harntrakt 60
Obstruktion, subvesikale 103
Oncology Group
– Eastern Cooperative Oncology Group 20
– Southwest Oncology Group (SWOG) 16, 95

Phagozyten 77
Plattenepithelkarzinom 105
PPD-Hauttest 21, 78
– als Prognosekriterium 78
Prednisolon 97, 98
Progreßrate 46, 94
Prostata
– Adenom 103
– prostatische Harnröhre 91
– Urothelkarzinom 91

Reflux 58, 60
– vesikourethraler 58
Remission, komplette (CR) 30
Resektion, transurethrale (s. TUR)
Residualtumoren 3
Rezidivrate bei BCG
– Häufigkeit in Abhängigkeit 42–45
– – von Risikofaktoren 42, 43
– – von T-Stadium und Grading 43
– Rezidivwahrscheinlichkeit 82
– versus Chemotherapie 18
Rifampicin 97, 98

Sepsis 56, 92
– E-coli- 56
Stamm-Moreau 19
subvesikale Obstruktion 103
suprapubische Punktionsfistel 99
SWOG (Southwest Oncology Group) 16, 95

T-Helfer-Zellen 70, 71
T-Helfer/Inducer-Zellen 71

T-Suppressor-Zellen 70
– Wachstum 65
T-Suppressor/Zytotoxizitäts-Lymphozyten 71
Tests
– Hauttests 92
– Multitests (s. auch dort) 92
– PPD-Hauttest (s. a. dort) 21, 78
Therapiebeginn 38
Thiotepa 17
Tice-Stamm 19
TNF (Tumor-Nekrose-Faktor) 72
Trauma 90
Tuberkulostatika 43, 83, 97, 98
– Dauertherapie 43
Tumoren
– Carcinoma in situ (Cis) 14, 15, 93, 106
– Differenzierung 101
– G1-Tumor 26
– G2-Tumor 26
– Harnröhre, Urothelkarzinom 91
– Immuntherapie 1 ff.
– MBT (mouse bladder tumor) 5
– Plattenepithelkarzinom 105
– Prostataadenom 103
– Residualtumoren 3
– TNF (Tumor-Nekrose-Faktor) 72, 101, 102
– urethrale superfizielle Tumoren 91
– Zweitkarzinome 27
Tumormasse 2
Tumorstadien
– Stadium Cis 15, 16, 93, 106
– Stadium Ta 14, 16, 40, 101
– Stadium Ta G1 105
– Stadium Ta G2 94, 101, 105
– Stadium T1 13, 14, 16, 40, 101
– Stadium T1 G3 51, 52, 94, 105
TUR (transurethrale Resektion) 13, 18, 66, 93, 95, 98–100
– Nachresektion 93

Überlebensrate 21
Überlebenswahrscheinlichkeit 16

urethrale
- Instillation 90
- superfizielle Tumoren 91
Urinzytologie 91
Urothelkarzinom der Harnröhre 91

vesikourethraler Reflux 58
Viabilität 63

Wirkungsmechanismus 25, 63 ff., 76, 77

Zellmembranpräparationen 5
Zweitkarzinome 27
Zystektomie 93
Zystitis 25, 36
- bakterielle 37
Zystoskopie 40, 55
- Kontrollzystoskopie 91
Zytokine 70, 72, 79, 81
- Zytokinbestimmung im Urin 80–86
Zytologie 56, 61, 106
zytologische Veränderungen 60

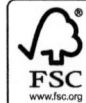

MIX
Papier aus verantwortungsvollen Quellen
Paper from responsible sources
FSC® C105338

If you have any concerns about our products,
you can contact us on
ProductSafety@springernature.com

In case Publisher is established outside the EU,
the EU authorized representative is:
**Springer Nature Customer Service Center GmbH
Europaplatz 3, 69115 Heidelberg, Germany**

Printed by Libri Plureos GmbH
in Hamburg, Germany